Basische Ernährung für Anfänger:

Einfache Rezepte für unbegrenzte Energie und natürlichen Gewichtsverlust | Gestalten Sie Ihren basischen Lebensstil und entgiften Sie Ihren Körper

Zilla Cramer

Inhaltsübersicht

Rezepte für Abendessen 45

Einführung

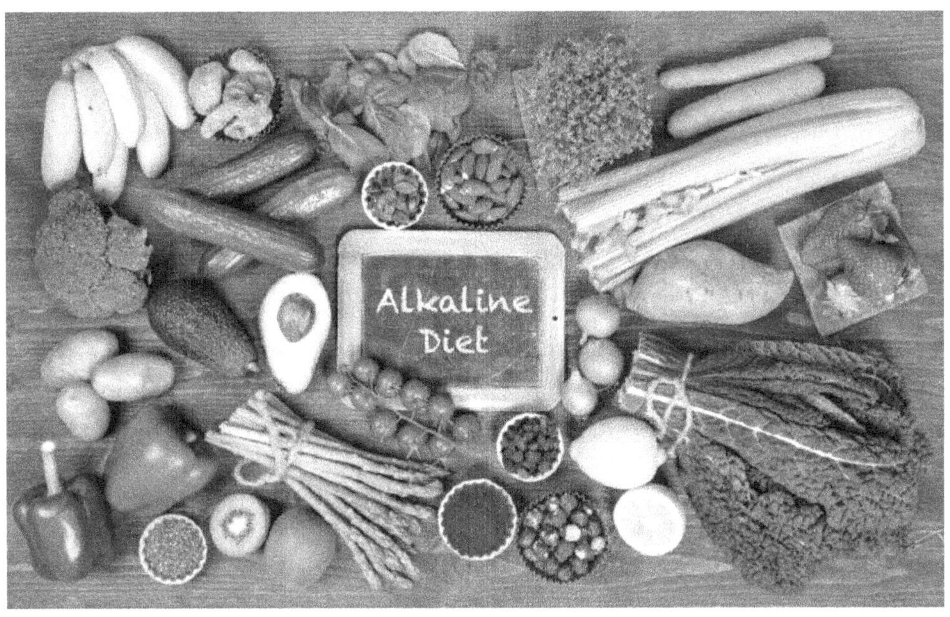

In der Hektik unseres modernen Lebens gerät die Gesundheit oft in den Hintergrund, so dass wir mit einer Vielzahl von Problemen zu kämpfen haben - Müdigkeit, Verdauungsprobleme und ein allgemeines Gefühl, mit unserem Körper nicht im Einklang zu sein. Es ist ein gemeinsamer Kampf, ein stummer Dialog, der in den Küchen und an den Tischen widerhallt. Wie können wir uns von den Fesseln einer schlechten Gesundheit befreien und die Kontrolle über unser Wohlbefinden zurückgewinnen? Die Antwort liegt in einer Reise zu Gleichgewicht, Harmonie und einem oft übersehenen, aber wirkungsvollen Konzept - der basischen Ernährung.

Stellen Sie sich eine Welt vor, in der Sie sich nach dem Aufwachen wie neugeboren fühlen, Ihr Energielevel in die Höhe schießt und Ihr Körper optimal funktioniert. Das ist kein weit hergeholter Traum, sondern das Versprechen der Basischen Diät, einer transformativen Lebensweise, die Sie dazu einlädt, Ihre Gesundheit wiederzuerlangen und Ihre Vitalität zu genießen. Willkommen bei "Natürlich basisch! Alkaline Diet" - einem umfassenden Leitfaden, der sorgfältig erstellt wurde, um Sie in ein Reich des ganzheitlichen Wohlbefindens zu führen.

Wir beginnen damit, die stillen Kämpfe anzuerkennen, denen Sie sich täglich stellen, die Herausforderungen, die in jeder Mahlzeit, jedem Snack und jeder Entscheidung, die Sie in Bezug auf Ihre Ernährung treffen, widerhallen. Es ist ein Kampf, den wir alle teilen -

eine Sinfonie aus Übersäuerung, Stress und dem täglichen Trott, der uns oft das Gefühl gibt, dass unser Körper gegen uns arbeitet.

Sind Sie es leid, sich träge zu fühlen, mit Verdauungsbeschwerden zu kämpfen und sehnen sich nach einer Lösung, die mit dem Rhythmus Ihres Körpers übereinstimmt? Sie sind nicht allein. Die Reise zu einem natürlich basischen Lebensstil ist ein gemeinsamer Weg, ein kollektives Streben nach Gleichgewicht und Wohlbefinden.

Dieses Buch ist nicht nur ein Handbuch; es ist ein Leuchtfeuer der Hoffnung, ein Fahrplan, der Sie zu einem Lebensstil führt, der nicht nur Ihre unmittelbaren gesundheitlichen Probleme angeht, sondern auch Ihre Einstellung zur Ernährung verändert. Bei der basischen Ernährung geht es nicht um Entbehrungen, sondern um ein Fest der Fülle, eine Palette lebendiger Lebensmittel, die Ihren Körper und Ihre Seele nähren.

Hier werden Sie die Geheimnisse der Aufrechterhaltung eines optimalen pH-Gleichgewichts entdecken, das eine Kaskade von Vorteilen freisetzt, die weit über das Gewichtsmanagement hinausgehen. Stellen Sie sich vor, Sie hätten mehr Energie, mehr geistige Klarheit und ein revitalisiertes Immunsystem - all das wird durch den einfachen, aber tiefgreifenden Akt der Alkalinität erreicht.

Wenn Sie sich auf diese Reise begeben, wird "Natürlich Basisch! Alkaline Diet" Ihr zuverlässiger Begleiter sein, der die Feinheiten der basischen Lebensweise mit Klarheit und Einfachheit entmystifiziert. Durch eine Reihe von sorgfältig zusammengestellten Rezepten, Mahlzeitenplänen und aufschlussreichen Tipps werden Sie nicht nur die Prinzipien hinter der Diät verstehen, sondern diese auch nahtlos in Ihr tägliches Leben integrieren.

Dieses Buch ist keine Einheitslösung für alle. Stattdessen ist es ein vielseitiger Leitfaden, der Ihre individuellen Vorlieben berücksichtigt und es Ihnen ermöglicht, die basische Ernährung auf Ihre individuellen Bedürfnisse und Geschmacksnerven abzustimmen. Vom Frühstück über das Abendessen bis hin zum Dessert ist jedes Rezept ein Beweis dafür, dass gesunde Ernährung nicht bedeutet, auf Geschmack oder Zufriedenheit zu verzichten.

Sie fragen sich vielleicht: "Warum sollte ich den Ratschlägen in diesem Buch vertrauen?" Das ist eine berechtigte Frage, und eine, die wir mit größter Aufrichtigkeit beantworten.

Der Autor, eine geschätzte Autorität auf dem Gebiet des ganzheitlichen Wohlbefindens, stellt Ihnen eine Fülle von Wissen und Erfahrung zur Verfügung.

Da die Autorin persönlich durch die turbulenten Gewässer der gesundheitlichen Herausforderungen navigiert hat, ist sie nicht nur eine Ratgeberin, sondern eine Mitreisende, die die Kämpfe und Triumphe auf dem Weg zu einem natürlich basischen Leben versteht. Ihr Fachwissen, das sie durch umfangreiche Forschung und ihr Engagement für das Wohlbefinden erworben haben, macht sie zu einem Leuchtturm der Weisheit, der Ihren Weg zur Gesundheit erhellen kann.

Wenn Sie sich in die Seiten von "Natürlich basisch! Basische Ernährung" eintauchen, werden Sie schnell erkennen, dass dies nicht nur ein weiterer Gesundheits- und Wellness-Ratgeber ist - es ist Ihr Buch. Es ist ein Dialog zwischen Ihnen und Ihrem Körper, ein Gespräch, das über die Grenzen von Diäten und Einschränkungen hinausgeht. Dieses Buch ist Ihre Einladung, die Freude am Essen wiederzuentdecken, das Vergnügen, Ihren Körper mit Lebensmitteln zu ernähren, die mit seinem natürlichen Rhythmus in Einklang stehen.

Sind Sie bereit, sich auf eine Reise der Transformation zu begeben, der Müdigkeit Lebewohl zu sagen und die Vitalität mit offenen Armen zu empfangen? "Natürlich basisch! Basische Ernährung" wartet darauf, Ihr Kompass zu sein, der Sie zu einer gesünderen, lebendigeren Version Ihrer selbst führt. Ihre Reise zu ganzheitlichem Wohlbefinden beginnt hier.

Die Essenz der basischen Ernährung enthüllen

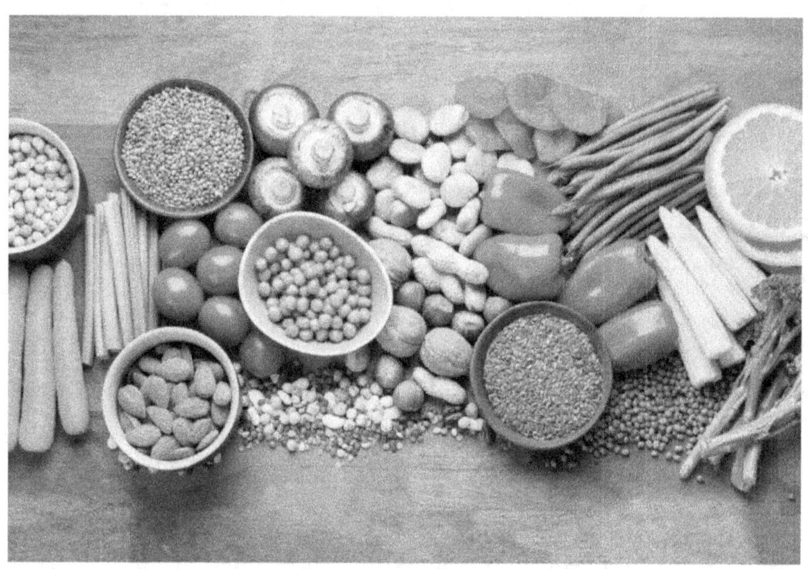

Im Bereich des ganzheitlichen Wohlbefindens ist die basische Ernährung ein Leuchtfeuer der Ausgeglichenheit und Vitalität. Wenn wir uns mit den Feinheiten von "Natürlich basisch! Basische Ernährung" eintauchen, wird deutlich, dass dieses Kochbuch nicht nur eine Rezeptsammlung ist, sondern ein Wegweiser zu einem Lebensstil, der Körper, Geist und Seele nährt. Lassen Sie uns die Schlüsselkomponenten enträtseln, die die basische Diät zu einer transformativen Reise in Richtung ganzheitlicher Gesundheit machen.

Den alkalischen Vorteil verstehen

Die alkalische Diät basiert im Wesentlichen auf der Aufrechterhaltung eines ausgewogenen pH-Wertes im Körper. Unser Körper funktioniert optimal, wenn der pH-Wert leicht alkalisch ist, und die Diät zielt darauf ab, dies durch die Betonung von basenbildenden Lebensmitteln zu erreichen. Dazu gehören eine Fülle von Obst, Gemüse, Nüssen, Samen und Hülsenfrüchten, die eine Grundlage für das Wohlbefinden bilden.

Die Wissenschaft hinter dem pH-Gleichgewicht

Der menschliche Körper ist ein kompliziertes System, und sein pH-Gleichgewicht ist ein heikler Tanz, der verschiedene physiologische Prozesse beeinflusst. Die basische Ernährung, die auf wissenschaftlichen Grundsätzen beruht, zielt darauf ab, der Übersäuerung entgegenzuwirken, die häufig durch die moderne Ernährung mit einem hohen Anteil an verarbeiteten Lebensmitteln und tierischen Produkten verursacht wird.

Durch die Aufnahme von basenreichen Lebensmitteln schaffen wir ein Umfeld, das zu einem höheren Energieniveau, einer verbesserten Verdauung und einem gestärkten Immunsystem beiträgt.

Ausgewogene Mahlzeiten zubereiten

Auf dem Weg zu einem basischen Lebensstil steht das Konzept der ausgewogenen Mahlzeiten im Mittelpunkt. Das Kochbuch führt den Leser akribisch durch die Kunst der Zubereitung von Mahlzeiten, bei denen basenbildende Zutaten im Vordergrund stehen. Von lebendigen Salaten bis zu herzhaften Eintöpfen ist jedes Rezept ein Beweis für die Vielfalt und den Reichtum, den die basische Ernährung bietet.

Navigieren in der kulinarischen Landschaft

Man könnte sich fragen: "Kann gesundes Essen köstlich und befriedigend sein?" Die Antwort, die auf den Seiten dieses Kochbuchs widerhallt, ist ein eindeutiges Ja. Die basische Diät zelebriert die lebendigen Farben, Aromen und Texturen pflanzlicher Lebensmittel. Von der erdigen Güte gebratenen Gemüses bis zur erfrischenden Knackigkeit von Salaten ist jedes Gericht ein kulinarisches Meisterwerk, das beweist, dass eine gesunde Ernährung keine Kompromisse beim Geschmack machen muss.

Das Frühstück: Ein lebendiger Start

Die ersten Sonnenstrahlen des Tages verdienen ein Frühstück, das Vitalität ausstrahlt. Treten Sie ein in die Welt des natürlich basischen Frühstücks - ein Reich, in dem nährstoffreiche Smoothie-Bowls, Chiasamenpudding und Vollkornköstlichkeiten die Hauptrolle spielen. Diese morgendlichen Angebote versorgen Ihren Körper nicht nur mit Energie, sondern stehen auch im Einklang mit den Grundsätzen der basischen Ernährung und liefern anhaltende Energie für den bevorstehenden Tag.

Mittagessen: Eine Mittagssymphonie

Wenn die Sonne ihren Zenit erreicht, steigt auch die Lebendigkeit basenreicher Mahlzeiten. Entdecken Sie die Welt der herzhaften Salate, Quinoa-Bowls und nahrhaften Suppen, die nicht nur Ihren Hunger stillen, sondern auch Ihren Körper mit den wichtigen Nährstoffen versorgen, nach denen er sich sehnt. Das Mittagessen wird zu einer Mittagssymphonie aus Aromen, Farben und Nährstoffen, die mit den Prinzipien der basischen Ernährung harmonieren.

Abendessen: Kulinarische Eleganz enthüllt

Wenn sich der Tag dem Ende zuneigt, wird das Abendessen zu einer Gelegenheit für kulinarische Eleganz, die mit der basischen Lebensweise im Einklang steht. Von gebackenem Zitronen-Kräuter-Tilapia bis zu Zucchini-Nudeln mit Pesto und Kirschtomaten ist jedes Rezept ein Beweis für die Vielseitigkeit und Zufriedenheit, die die basische Ernährung auf den Tisch bringt. Reich an Geschmack und Nährstoffen, definieren diese Gerichte das Konzept eines gesunden Abendessens neu.

Nachspeisen: Süße Verwöhnungen, natürlich

Wer sagt denn, dass Desserts nicht köstlich und gesund zugleich sein können? Im Reich der basischen Ernährung werden Desserts als süße Genüsse neu interpretiert, bei denen natürliche Süße und Nährstoffdichte im Vordergrund stehen. Von Avocado-Schokoladenmousse bis hin zu Himbeer-Kokos-Chia-Pudding-Parfait ist jedes Dessert ein schuldfreier Abschluss Ihrer Mahlzeiten und zeigt die köstliche Seite der basischen Lebensweise.

Einen ganzheitlichen Ansatz verfolgen

Die basische Ernährung geht über den Tellerrand hinaus und lädt die Leser zu einem ganzheitlichen Ansatz für ihr Wohlbefinden ein. Die Flüssigkeitszufuhr spielt eine entscheidende Rolle bei der Aufrechterhaltung des pH-Gleichgewichts, und das Kochbuch unterstreicht die Bedeutung von basischem Wasser, das mit Früchten und Kräutern angereichert ist. Darüber hinaus sind achtsame Praktiken wie Yoga und Meditation in das Gewebe der basischen Ernährung eingewoben, die nicht nur den Körper, sondern auch den Geist und die Seele nähren.

Nachhaltigkeit und Alkalinität

Über das persönliche Wohlbefinden hinaus berührt die basische Diät auch das umfassendere Konzept der Nachhaltigkeit. Mit dem Schwerpunkt auf pflanzlichen, lokal bezogenen Zutaten fördert die Diät einen umweltfreundlichen Ansatz für die Ernährung. Indem wir unsere Ernährungsentscheidungen mit den Grundsätzen der Basischen Ernährung in Einklang bringen, tragen wir zu einem gesünderen Planeten bei und schaffen einen Dominoeffekt, der weit über unsere individuelle Reise hinausgeht.

Zum Abschluss unserer Erkundung von "Natürlich basisch! Alkaline Diet" abschließen, wird deutlich, dass dieses Kochbuch mehr als nur ein Ratgeber ist; es ist eine Einladung, sich auf eine transformative Odyssee in Richtung ganzheitlicher Gesundheit zu begeben. Die Basen-Diät mit ihren wissenschaftlich untermauerten Prinzipien, ihren vielfältigen Rezepten und ihrer Betonung der Ausgewogenheit bietet einen Entwurf für ein Leben voller Vitalität.

In Ihren Händen halten Sie nicht nur ein Kochbuch, sondern einen Schlüssel, um das Potenzial für ein gesünderes, lebendigeres Ich zu erschließen. Es ist eine Einladung, die Aromen eines natürlich basischen Lebens zu genießen und jede Mahlzeit als ein Fest des Wohlbefindens zu erleben. Mögen Sie auf Ihrem Weg durch die kulinarische Landschaft der Basizität nicht nur Nahrung für Ihren Körper finden, sondern auch ein neues Gefühl von Energie, Klarheit und Freude. Auf Ihre Gesundheit, Ihre Reise und den strahlenden Weg, der sich Ihnen eröffnet, wenn Sie die basische Ernährung annehmen.

Frühstücks-Rezepte

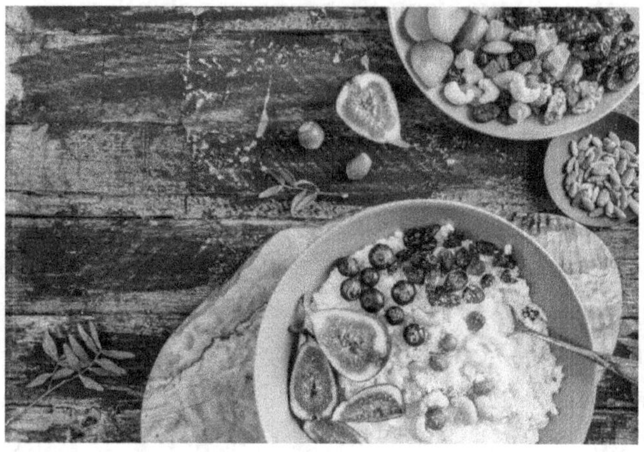

1. Mandel-Quinoa-Getreide

- Reicht für: 4

Zutaten:

- 400 Gramm Quinoa-Flocken
- 65 Gramm Mandelbutter
- 45 ml Ahornsirup
- 960 ml Mandelmilch

Anweisungen:

1. Heizen Sie den Ofen auf 180°C vor.
2. Legen Sie eine Backform mit Pergamentpapier aus, um die Reinigung zu erleichtern.
3. Mandelbutter und Ahornsirup in einer Schüssel vermengen.
4. Die Mischung gut verquirlen, bis sie eine glatte Konsistenz hat.
5. Quinoaflocken zu der Mandelbutter-Sirup-Mischung geben.
6. Gründlich mischen, damit die Quinoaflocken gleichmäßig bedeckt sind.
7. Das Quinoa-Gemisch in die vorbereitete Auflaufform geben und gleichmäßig verteilen.
8. Im aufgewärmten Ofen 15 Minuten backen, dabei alle 6 Minuten umrühren, um ein gleichmäßiges Backen zu gewährleisten.

9. Nach dem Backen das Müsli aus dem Ofen nehmen.

10. Lassen Sie ihn bei Zimmertemperatur abkühlen, damit er herrlich knusprig wird.

11. Portionieren Sie das Müsli zu gleichen Teilen in einzelne Schalen.

12. Gießen Sie eine Tasse Mandelmilch über jede Portion für ein köstliches und nahrhaftes Frühstück.

2. Kürbis-Erdnussbutter-Hotcakes

- Reicht für: 3

Zutaten:

- 125 g Kürbispüree aus der Dose
- 120 g Vollkornmehl, fein gemahlen
- 15 g Backpulver
- 40 Gramm Erdnussbutterknöpfe
- 240 Milliliter Kokosnussmilch
- 30 Milliliter Kokosnussöl, geschmolzen
- 30 Gramm Palmzucker, zerkrümelt
- 40 Gramm Schokoladenknöpfe
- 5 Milliliter Vanilleextrakt
- Eine Prise Salz

Anweisungen:

1. In einer großen Rührschüssel Kürbispüree aus der Dose, Vollkornmehl, Backpulver, Erdnussbutterknöpfe, Kokosmilch, geschmolzenes Kokosöl, Palmzucker, Schokoladenknöpfe, Vanilleextrakt und Salz vermischen.

2. Mischen Sie die Zutaten behutsam. Vermeiden Sie ein Übermischen; ein paar Klumpen sind für fluffige Hotcakes in Ordnung.

3. Fetten Sie eine Pfanne leicht mit Öl ein und stellen Sie sie auf mittlere Hitze.

4. Den Teig in 6 gleich große Portionen teilen, jeweils etwa 1/4 Tasse.

5. Jede Portion auf die heiße Pfanne geben.

6. Wenden Sie die Pfannkuchen, wenn die Ränder fest sind und die Mitte nicht mehr flüssig ist. Vermeiden Sie es, die Pfannkuchen während des Backens nach unten zu drücken.

7. Die Hotcakes auf einem Teller anrichten und mit einer Prise Palmzucker bestreuen, damit sie knusprig werden.

8. Warm servieren und die köstliche Kombination aus Kürbis- und Erdnussbuttergeschmack genießen.

3.   Gurken-Nudelsalat mit Kirsch-Dressing

* Reicht für: 4

Zutaten:

Für die Vinaigrette:

* 5 g Tomatenpüree
* Frische entsteinte Kirschen, gehackt
* 5 g Dijon-Senf
* 125 ml Olivenöl
* Eine Prise Meersalz, bei Bedarf mehr hinzufügen
* Eine Prise schwarzer Pfeffer, nach Geschmack

Für den Salat:

* 2 Gurken, zu spaghettiartigen Nudeln verarbeitet
* 2 rote Radieschen, in Scheiben geschnitten
* 2 Tomaten, in Scheiben geschnitten
* 1 Kopf Buttersalat, in dicke Streifen geschnitten

Anweisungen:

1. In einer Rührschüssel Tomatenmark, Olivenöl, entsteinte Kirschen, Dijon-Senf, Salz und Pfeffer vermengen.
2. Rühren Sie die Zutaten um, bis sie gut vermischt sind.
3. Die Vinaigrette in eine Flasche mit dicht schließendem Deckel füllen.
4. Schütteln Sie die Flasche weiter, um ein gründliches Mischen zu gewährleisten.
5. Bis zur Verwendung beiseite stellen.
6. In einer großen Schüssel den Buttersalat, die in Scheiben geschnittenen Radieschen, die in Scheiben geschnittenen Tomaten und die Gurkennudeln anrichten.
7. Beträufeln Sie den Salat mit genau der richtigen Menge der vorbereiteten Kirschvinaigrette.

8. Den Salat gut durchschwenken, damit die Vinaigrette die Zutaten gleichmäßig bedeckt.
9. Servieren Sie diesen erfrischenden Gurken-Nudelsalat mit Kirschdressing sofort.
10. Genießen Sie die lebhaften Aromen und die knackige Textur dieses köstlichen Salats.

4. Gebackene Knoblauchpommes

- Portion: 4 Portionen

Zutaten:

- 4 mittelgroße rote Kartoffeln, in Spalten geschnitten
- 5 g Knoblauchsalz
- 5 g getrocknete Basilikumblätter
- 10ml Olivenöl

Anweisungen:

1. Heizen Sie den Ofen auf 500 Grad vor.
2. Eine 15x10-Form mit Kochspray bestreichen.
3. Die mittelgroßen roten Kartoffeln in Keile schneiden.
4. In einer Rührschüssel die Kartoffelspalten mit dem Olivenöl vermischen.
5. Schwenken Sie das Gemisch, damit die Kartoffeln gleichmäßig mit Öl bedeckt sind.
6. Knoblauchsalz und getrocknete Basilikumblätter in das Gericht geben.
7. Die Kartoffeln erneut durchschwenken, um die Gewürze gleichmäßig zu verteilen.
8. Legen Sie die gewürzten Kartoffelspalten auf den Boden der vorbereiteten 15x10-Form.
9. Die Kartoffelspalten im aufgewärmten Ofen etwa 15 Minuten lang backen, bis sie knusprig sind.
10. Nach der Hälfte der Garzeit die Kartoffelmischung umrühren, damit sie gleichmäßig gart.
11. Nach dem Backen nehmen Sie die Form aus dem Ofen.
12. Die köstlichen gebackenen Knoblauchpommes sofort servieren.

Zutaten:

- 250 g Wassermelone, gewürfelt
- 250 g Honigmelone, gewürfelt
- 25 g geröstete Wassermelonenkerne
- 250 g Honigmelone, gewürfelt
- 250 g gelbe Wassermelone, gewürfelt
- Meersalz, nach Geschmack

Anweisungen:

1. Die Wassermelone, die Melone, den Honigtau und die gelbe Wassermelone in etwa 1 cm große Stücke schneiden.
2. Die Wassermelonenkerne rösten.
3. In einer großen Schüssel die gewürfelte Wassermelone, die Melone, den Honigtau und die gelbe Wassermelone mischen.
4. Die gerösteten Wassermelonenkerne in die Schüssel geben.
5. Die Zutaten vorsichtig umrühren, um eine gleichmäßige Verteilung zu gewährleisten. Darauf achten, dass die zarten Melonenwürfel nicht zerdrückt werden.
6. Nach Geschmack Meersalz hinzufügen. Denken Sie daran, dass ein wenig Salz die natürliche Süße der Melonen verstärken kann.
7. Den Melonensalat zu gleichen Teilen auf einzelne Teller verteilen.
8. Falls gewünscht, garnieren Sie jede Portion mit zusätzlichen gerösteten Wassermelonenkernen, um die Konsistenz und die Präsentation zu verbessern.
9. Servieren Sie den Melonensalat sofort, damit die erfrischenden Aromen Ihren Geschmacksnerven schmeicheln können.

Zutaten:

- 2 Kochbananen, ungeschält
- 1 wangenreife Mango, in mundgerechte Stücke zerteilt
- 5 g getrocknete Kokosnuss
- 1,25 g unraffinierter Palmzucker, vegan-geeignet

- Wasser, zum Kochen

Anweisungen:

1. Einen kleinen Topf zur Hälfte mit Wasser füllen.
2. Die ungeschälten Kochbananen in das Wasser legen.
3. Das Wasser bei geschlossenem Deckel zum Kochen bringen.
4. Die Kochbananen 10 Minuten lang im kochenden Wasser garen lassen.
5. Das kochende Wasser aus der Pfanne abgießen.
6. Lassen Sie die Kochbananen vor dem Schälen etwas abkühlen.
7. Sobald sie abgekühlt sind, die Kochbananen schälen.
8. Die gekochten Kochbananen in mundgerechte Scheiben schneiden.
9. Die Kochbananenscheiben auf einen Teller legen.
10. Die zerdrückten Kochbananen mit zerdrückten Mangostücken garnieren.
11. Optional können Sie Blaubeeren hinzufügen, um die Präsentation und den Geschmack zu verbessern.
12. In einer kleinen Schüssel Kokosraspeln und unraffinierten Palmzucker vermischen. Achten Sie darauf, dass der Palmzucker für Veganer geeignet ist.
13. Die Kokosnuss-Zucker-Mischung großzügig über die zerstückelten Kochbananen und Mangos streuen.
14. Servieren Sie die gekochten Kochbananen mit Kokosnuss und Mango sofort, damit sich die Aromen zu einem köstlichen tropischen Genuss vermischen können.

7. Avocado- und Spinat-Smoothie-Gericht

- Zutaten:

Portionen: 2

- 1 reife Avocado
- 100 Gramm Blattspinat
- 1 Banane, gefroren
- 1/2 Gurke, geschält (ca. 150 g)
- 15 g Chiasamen
- 250 Milliliter Kokosnusswasser
- Eiswürfel (optional)

Unterweisung:

1. Die reife Avocado schälen und entkernen.
2. 100 g Blattspinat abmessen.
3. Die Gurke schälen und in kleine Stücke schneiden (etwa 1/2 Gurke).
4. Stellen Sie sicher, dass die Banane gefroren ist.
5. In einem Mixer die reife Avocado, den Blattspinat, die gefrorene Banane, die gestückelte Gurke, die Chiasamen und das Kokosnusswasser mixen.
6. Falls gewünscht, können Sie Eiswürfel hinzufügen, um eine kältere Konsistenz zu erhalten.
7. Auf hoher Stufe mixen, bis die Masse glatt und cremig ist.
8. Pausieren und die Konsistenz überprüfen. Wenn die Masse zu dickflüssig ist, können Sie in kleinen Schritten mehr Kokosnusswasser hinzufügen und so lange mixen, bis die gewünschte Konsistenz erreicht ist.
9. Sobald der Smoothie die gewünschte Konsistenz erreicht hat, füllen Sie ihn in eine Schüssel.
10. Garnieren Sie den Smoothie mit Ihren Lieblingsfrüchten, Nüssen oder Samen. Zum Beispiel mit gestrichelten Erdbeeren, Blaubeeren, Mandeln oder Kürbiskernen.
11. Den Avocado- und Spinat-Smoothie sofort servieren.
12. Genießen Sie dieses nährstoffreiche und basische Frühstück, das nicht nur lecker ist, sondern auch einen gesunden Start in den Tag ermöglicht!

8. Frühstücksgericht aus Quinoa und Beeren

- Portionen: 2

Zutaten:

- 200 Gramm Quinoa, gekocht
- 200 g gemischte Beeren (Erdbeeren, Heidelbeeren, Himbeeren)
- 30 Gramm Mandelbutter
- 10 Gramm Leinsamen, gemahlen
- 5 Milliliter Ahornsirup
- Mandelmilch zum Beträufeln

Anweisungen:

1. Kochen Sie zunächst 200 Gramm Quinoa nach den Anweisungen auf der Verpackung. In der Regel bedeutet dies, dass die Quinoa gespült, mit Wasser vermischt und gekocht wird, bis das Wasser aufgesogen ist. Nach dem Kochen beiseite stellen.
2. 200 g gemischte Beeren waschen und abmessen.
3. 30 Gramm Mandelbutter abmessen.
4. 10 Gramm Leinsamen mahlen.
5. Die gekochte Quinoa gleichmäßig auf zwei Teller verteilen.
6. Die gemischten Beeren gleichmäßig über die Quinoa in jedem Teller verteilen.
7. Auf jeden Teller 15 g Mandelbutter geben.
8. Streuen Sie 5 g gemahlene Leinsamen über jedes Gericht.
9. Beträufeln Sie jedes Gericht mit 2,5 Milliliter Ahornsirup, um ihm einen Hauch von Süße zu verleihen.
10. Zum Schluss jedes Gericht mit Mandelmilch beträufeln, je nachdem, was Sie bevorzugen. Die Menge kann je nach gewünschter Konsistenz variieren.
11. Mischen Sie die Zutaten in jedem Gericht vorsichtig, um eine gleichmäßige Verteilung der Aromen zu gewährleisten.
12. Das Frühstücksgericht aus Quinoa und Beeren sofort servieren.
13. Genießen Sie dieses nahrhafte und basische Frühstück, das die gesunden Eigenschaften von Quinoa, leuchtenden Beeren und den reichen Geschmack von Mandelbutter und Leinsamen vereint.

9. Gebackene Süßkartoffeln und Grünkohl-Haschee

- Portionen: 4

Zutaten:

- 400 g Süßkartoffeln, geschält und gestampft
- 200 g Grünkohl, gestrichen
- 1 rote Zwiebel, gestrichelt
- 2 Knoblauchzehen, gehackt
- 30 Milliliter Olivenöl
- 5 g Kurkumapulver
- Salz und Pfeffer nach Geschmack

Anweisungen:

1. Heizen Sie den Ofen auf 200°C vor.
2. Gemüse vorbereiten: 2 Süßkartoffeln (400 g) schälen und würfeln, 200 g Grünkohl hacken, 1 rote Zwiebel würfeln und 2 Knoblauchzehen hacken.
3. In einer großen Schüssel die zerdrückten Süßkartoffeln, den zerdrückten Grünkohl, die zerdrückten roten Zwiebeln, den gehackten Knoblauch, das Olivenöl, das Kurkumapulver, das Salz und den Pfeffer vermengen.
4. Schwenken Sie die Zutaten, bis alles gut mit dem Olivenöl und den Gewürzen bedeckt ist.
5. Verteilen Sie die Mischung gleichmäßig auf einem Backblech und achten Sie darauf, dass sie eine einzige Schicht bildet. So kann das Gemüse gleichmäßig rösten.
6. Das Backblech in den vorgeheizten Ofen schieben.
7. 25-30 Minuten backen oder bis die Süßkartoffeln zart und goldgelb sind. Eventuell nach der Hälfte der Backzeit umrühren, damit sie gleichmäßig gar werden.
8. Die Süßkartoffeln mit einer Gabel testen, um sicherzustellen, dass sie weich sind. Der Grünkohl sollte an den Rändern knusprig sein.
9. Nach dem Backen das Backblech aus dem Ofen nehmen.
10. Das gebackene Süßkartoffel-Grünkohl-Hasch warm servieren.
11. Genießen Sie dieses herzhafte und nahrhafte basische Frühstück, das die Süße von gebackenen Süßkartoffeln mit den kräftigen Aromen von Grünkohl, roten Zwiebeln und Knoblauch kombiniert. Salz und Pfeffer nach Geschmack anpassen.

10. Chia-Samen-Pudding mit Mandelmilch

- Portionen: 2

Zutaten:

- 120 Gramm Chiasamen
- 500 Milliliter Mandelmilch
- 5 Milliliter Vanilleextrakt
- Frisches Obst zum Garnieren (Kiwi, Mango oder Beeren)

Anweisungen:

1. In einer Schüssel 120 Gramm Chiasamen, 500 Milliliter Mandelmilch und 5

Milliliter Vanilleextrakt verquirlen.

2. Achten Sie darauf, dass die Chiasamen gut in der Mischung verteilt sind.
3. Die Schüssel abdecken und das Chiasamengemisch über Nacht oder für mindestens 4 Stunden in den Kühlschrank stellen. So können die Chiasamen die Flüssigkeit aufnehmen und eine puddingartige Konsistenz erreichen.
4. Rühren Sie das Gebräu während der Kühlzeit gelegentlich um, damit es nicht klumpt.
5. Sobald die Masse eingedickt ist und eine puddingartige Konsistenz hat, kann sie serviert werden.
6. Den Chiasamenpudding in Servierschalen füllen. Der Pudding sollte dick und cremig sein.
7. Füllen Sie den Chiasamenpudding mit frischem Obst Ihrer Wahl, z. B. Kiwi, Mango oder Beeren. Das verleiht dem Pudding einen besonderen Geschmack und einen hohen Nährwert.
8. Genießen Sie dieses einfache und dennoch sättigende basische Frühstück, indem Sie die cremige Textur des Chiasamenpuddings mit der Frische der ausgewählten Früchte kombinieren.

11. Gurken- und Tomatensalat mit Quinoa

- Portionen: 3

Zutaten:

- 200 Gramm Quinoa, gekocht
- 1 Salatgurke, gestückelt
- 200 g Kirschtomaten, halbiert
- 25 g rote Zwiebel, fein gehackt
- Frische Petersilie, gestreut
- Saft von 1 Zitrone
- 30 Milliliter Olivenöl

Salz und Pfeffer nach Geschmack

Anweisungen:
1. 200 g Quinoa nach Packungsanweisung kochen. Zum Abkühlen beiseite stellen.
2. Zutaten würfeln und hacken: 1 Gurke würfeln, 200 g Kirschtomaten halbieren, 25 g rote Zwiebel fein hacken und frische Petersilie hacken.

3. In einer großen Schüssel die gekochte Quinoa, die kleingeschnittenen Gurken, die halbierten Kirschtomaten, die kleingeschnittenen roten Zwiebeln und die frische Petersilie vermengen.
4. In einer kleinen Schüssel den Saft von 1 Zitrone, 30 Milliliter Olivenöl, Salz und Pfeffer verquirlen.
5. Das Zitronen-Olivenöl-Dressing über die Salatzutaten gießen.
6. Schwenken Sie den Salat, bis die Zutaten gut mit dem Dressing bedeckt sind. Achten Sie auf eine gleichmäßige Verteilung der Aromen.
7. Um den optimalen Geschmack zu erzielen, sollten Sie den Salat kurz in den Kühlschrank stellen, damit sich die Aromen verbinden können. Dieser Schritt ist optional, wird aber für ein erfrischendes Erlebnis empfohlen.
8. Servieren Sie den Gurken-Tomaten-Salat mit Quinoa gekühlt.
9. Genießen Sie die erfrischenden und nahrhaften Aromen dieses basischen Frühstücks, bei dem der Quinoa der Knackigkeit der Gurke und der Süße der Kirschtomaten eine herzhafte Note verleiht. Mit Salz und Pfeffer abschmecken.

12. Basischer grüner Smoothie

- Portionen: 2

Zutaten:

- 200 g Grünkohl, ohne Stiele
- 1 grüner Apfel, entkernt und zerkleinert
- 150 g Gurke, geschält
- Saft von 1/2 Zitrone
- 15 Gramm Hanfsamen
- 250 Milliliter Kokosnusswasser
- Eiswürfel (optional)

Anweisungen:

1. Zutaten vorbereiten: 200 Gramm Grünkohl entstielen, 1 grünen Apfel entkernen und in Scheiben schneiden, 150 Gramm Gurke schälen und würfeln, eine halbe Zitrone entsaften, 15 Gramm Hanfsamen abmessen und 250 Milliliter Kokoswasser abmessen.
2. Grünkohl, grüne Apfelscheiben, Gurkenstücke, Zitronensaft, Hanfsamen und Kokosnusswasser in einen Mixer geben.

3. Falls gewünscht, können Sie Eiswürfel hinzufügen, um eine kühlere Konsistenz zu erhalten.
4. Die Zutaten auf hoher Stufe mixen, bis die Masse glatt und cremig ist.
5. Pausieren und die Konsistenz überprüfen. Wenn sie zu dick ist, können Sie mehr Kokosnusswasser hinzufügen und so lange mixen, bis die gewünschte Dicke erreicht ist.
6. Sobald der Smoothie die gewünschte Konsistenz erreicht hat, füllen Sie ihn in Gläser.
7. Wenn Sie ein kühleres Getränk bevorzugen, geben Sie Eiswürfel in jedes Glas.
8. Genießen Sie diesen erfrischenden grünen Smoothie als perfekten basischen Start in den Tag.
9. Genießen Sie die nährstoffreiche Qualität von Grünkohl, grünem Apfel, Gurke und Hanfsamen, alles kombiniert in einem köstlichen und gesunden Getränk.

13. Kokosnuss-Joghurt-Parfait

- Portionen: 2

Zutaten:

- 400 Gramm Kokosnussjoghurt
- 200 Gramm gemischte Beeren
- 25 g Mandeln, gestreut
- 15 Gramm Kokosraspeln
- 15 Milliliter Ahornsirup

Wegbeschreibung:

1. Zutaten vorbereiten: 400 Gramm Kokosnussjoghurt abmessen, 200 Gramm gemischte Beeren waschen und abmessen, 25 Gramm Mandeln hacken, 15 Gramm Kokosraspeln abmessen, 15 Milliliter Ahornsirup abmessen und Kokosnussjoghurt und Beeren schichten:
2. In Serviergläsern oder -schalen schichten Sie zunächst etwa 200 g Kokosjoghurt auf den Boden.
3. In jedes Glas oder jede Schale eine Schicht von 100 g gemischten Beeren über den Kokosjoghurt geben.
4. Die Mandelblättchen und Kokosraspeln gleichmäßig über die Beerenschicht streuen.

5. Jedes Parfait mit 7,5 Milliliter Ahornsirup beträufeln, um es zu süßen.

6. Falls gewünscht, können Sie die Schichten je nach Größe der Gläser oder Teller wiederholen.

7. Für eine ansprechende Präsentation das Parfait zusätzlich mit Beeren, Mandeln und Kokosraspeln bestreuen.

8. Genießen Sie dieses köstliche und nährstoffreiche Kokosnuss-Joghurt-Parfait als sättigendes Frühstück oder als gesundes Dessert.

9. Die Kombination aus cremigem Kokosnussjoghurt, frischen Beeren, knackigen Mandeln und süßem Ahornsirup ergibt einen harmonischen und geschmackvollen Genuss. Passen Sie die Süße nach Ihrem Geschmack an.

14. Buchweizenpfannkuchen mit Heidelbeerkompott

- Portionen: 4

Zutaten:

- 120 Gramm Buchweizenmehl
- 15 Milliliter Backpulver
- 15 Milliliter Kokosblütenzucker
- 250 Milliliter Mandelmilch
- 5 Milliliter Vanilleextrakt
- Heidelbeerkompott (Heidelbeeren, Ahornsirup)

Anweisungen:

1. In einer Schüssel 120 Gramm Buchweizenmehl, 15 Milliliter Backpulver und 15 Milliliter Kokosblütenzucker verquirlen.

2. 250 Milliliter Mandelmilch und 5 Milliliter Vanilleextrakt zu den trockenen Zutaten geben. Die Mischung verquirlen, bis sie gut vermischt ist.

3. Erhitzen Sie eine Grillplatte oder eine antihaftbeschichtete Pfanne bei mittlerer Hitze.

4. Gießen Sie den Pfannkuchenteig auf die Grillplatte und formen Sie Pfannkuchen in der gewünschten Größe.

5. Lassen Sie die Pfannkuchen garen, bis sich an der Oberfläche Blasen bilden. Das dauert in der Regel ein paar Minuten.

6. Sobald sich Blasen gebildet haben, wenden Sie die Pfannkuchen vorsichtig mit einem Spatel.

7. Weiterbacken, bis die Pfannkuchen auf beiden Seiten goldbraun und durchgebacken sind.
8. Während die Pfannkuchen backen, das Blaubeerkompott zubereiten: Frische Blaubeeren mit Ahornsirup in einen kleinen Topf geben und bei schwacher Hitze kochen, bis die Beeren aufplatzen und das Kompott leicht eindickt.
9. Die Buchweizenpfannkuchen noch heiß aus der Pfanne servieren.
10. Die Pfannkuchen mit dem vorbereiteten Blaubeerkompott belegen, so dass die süßen und würzigen Aromen den nussigen Geschmack des Buchweizens ergänzen.
11. Genießen Sie dieses köstliche und basische Pfannkuchenfrühstück, das die gesunde Qualität von Buchweizen mit dem fruchtigen Genuss von Blaubeerkompott verbindet. Passen Sie die Süße nach Ihrem Geschmack an.

15. Toast mit Mandelbutter und Banane

- Portionen: 2

Zutaten:

- 4 Scheiben Vollkornbrot
- 125 Gramm Mandelbutter
- 2 Bananen, gestückelt
- Beträufeln mit Honig (optional)

Anweisungen:

1. Toasten Sie 4 Scheiben Vollkornbrot, bis sie goldbraun und knusprig sind.
2. Sobald das Brot getoastet ist, verteilen Sie 125 Gramm Mandelbutter gleichmäßig auf jeder Scheibe. Achten Sie darauf, dass sie vollständig bedeckt ist, damit Sie bei jedem Bissen den nussigen Geschmack genießen können.
3. Die Scheiben von 2 Bananen auf dem mit Mandelbutter bestrichenen Toast verteilen. Darauf achten, dass jede Scheibe gleichmäßig verteilt ist.
4. Falls gewünscht, etwas Honig über die Bananen-Toasts träufeln, um sie zu süßen. Je nach Geschmacksvorlieben anpassen.
5. Genießen Sie diesen schnellen und einfachen Mandelbutter-Bananen-Toast sofort, solange das Brot noch warm ist und die Mandelbutter leicht geschmolzen ist.
6. Genießen Sie die Kombination aus cremiger Mandelbutter, frischen Bananenscheiben und der süßen Note von Honig, wenn Sie ihn hinzufügen. Das

Vollkornbrot verleiht diesem sättigenden basischen Frühstück ein herzhaftes und gesundes Element.

16. Mango-Kurkuma-Smoothie

- Portionen: 2

Zutaten:

- 400 g Mangostücke, gefroren
- 250 Milliliter Kokosnusswasser
- 2,5 Gramm Kurkumapulver
- 15 Gramm Chiasamen
- 15 Milliliter Limettensaft
- Eiswürfel (optional)

Anweisungen:

1. Zutaten vorbereiten: 400 Gramm gefrorene Mangostücke abmessen, 250 Milliliter Kokoswasser abmessen, 2,5 Gramm Kurkumapulver abmessen, 15 Gramm Chiasamen abmessen und 15 Milliliter Limettensaft abmessen.
2. Die gefrorenen Mangostücke, das Kokoswasser, das Kurkumapulver, die Chiasamen und den Limettensaft in einen Mixer geben.
3. Falls gewünscht, können Sie Eiswürfel hinzufügen, um eine kühlere und erfrischende Konsistenz zu erzielen.
4. Die Zutaten auf höchster Stufe mixen, bis die Masse glatt und cremig ist.
5. Machen Sie eine Pause und prüfen Sie die Konsistenz. Wenn der Smoothie zu dickflüssig ist, können Sie mehr Kokoswasser hinzufügen und so lange mixen, bis die gewünschte Dicke erreicht ist.
6. Sobald der Smoothie die gewünschte Konsistenz erreicht hat, füllen Sie ihn in Gläser.
7. Wenn Sie ein kühleres Getränk bevorzugen, geben Sie Eiswürfel in jedes Glas.
8. Genießen Sie diesen tropischen und immunstärkenden basischen Smoothie.
9. Genießen Sie den lebendigen Geschmack der Mango, die entzündungshemmende Wirkung von Kurkuma und den zusätzlichen Nährstoffschub durch Chiasamen. Die Süße oder Schärfe durch Zugabe von Limettensaft anpassen, falls gewünscht.

Mittagessen-Rezepte

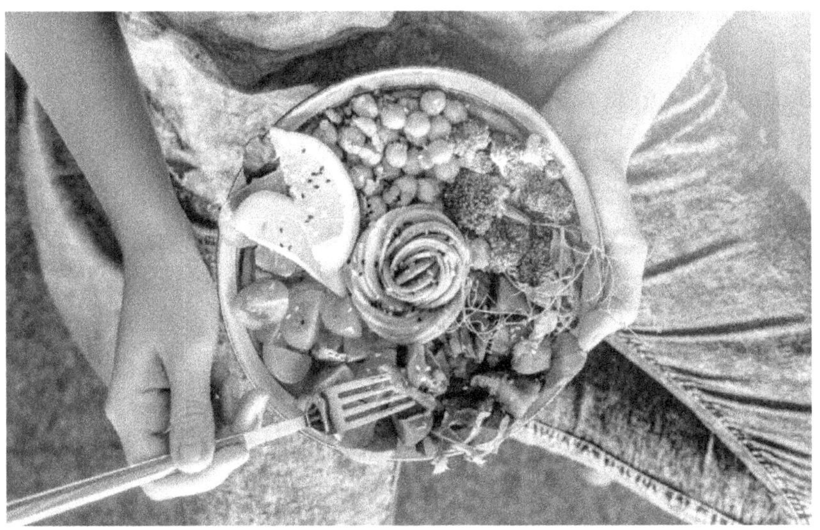

17. Gebackener Pilzgenuss mit Schnittlauch

- Portionen: 2

Zutaten:

- 200 g Waldpilze, fein zerstoßen
- 45 Gramm Butter
- 5 Eier
- 1 Knoblauchzehe, fein gestrichen
- 2 Zwiebeln, fein gehackt
- 5 g frischer Estragon, gestrichen
- 30 ml Crème fraîche
- Eine Prise Salz
- Eine Prise Pfeffer
- 15 g frischer Schnittlauch, etwas zum Garnieren aufheben

Anweisungen:

1. Heizen Sie den Ofen auf 190 Grad Celsius vor.
2. In einer Pfanne die Butter bei mittlerer Hitze erhitzen.
3. Die Zwiebeln und den Knoblauch etwa 3 Minuten lang kochen, bis sie gebräunt

und weich geworden sind.

4. Die kleingeschnittenen Champignons in die Pfanne geben.

5. Häufig umrühren, bis die Pilze ihre Feuchtigkeit abgeben und anfangen, braun zu werden.

6. Estragon und Zitronensaft zu dem Pilzgemisch geben.

7. 8 g Crème fraîche und gestoßenen Schnittlauch untermischen.

8. Mit einer Prise Salz und Pfeffer würzen.

9. Die Pilzmischung gleichmäßig auf die einzelnen Auflaufformen verteilen.

10. Zusätzlich mit Schnittlauch bestreuen.

11. In jede Auflaufform ein Ei über die Pilzmischung schlagen.

12. Die Förmchen in den vorgewärmten Ofen stellen und etwa 15 Minuten backen, bis die Eier fest sind.

13. Nach dem Backen die gebackenen Pilze mit zusätzlichem frischem Schnittlauch garnieren.

14. Das köstliche gebackene Pilzgericht sofort servieren.

18. Langsam gekochte Gemüsesuppe

- Portionen: 4

Zutaten:

- 750 g gestückelte Tomaten
- 1 mittelgroße Karotte, geschält und gestückelt
- 2 Stangen Staudensellerie, gestutzt
- 300 g gewürfelter Kürbis
- 1 mittelgroße Zucchini, geschält und gestückelt
- 1 weiße Zwiebel, gehackt
- 150 Gramm Brokkoli-Röschen
- 1,2 Liter hausgemachte Hühnerbrühe
- 5 Gramm Meersalz
- 5 Gramm Knoblauchpulver
- Eine Prise gemahlener schwarzer Pfeffer

Anweisungen:

1. Gemüse vorbereiten: Tomaten würfeln, Karotten schälen und würfeln, Selleriestangen hacken, Kürbis in Würfel schneiden, Zucchini schälen und

2. würfeln, weiße Zwiebel hacken und Brokkoliröschen zubereiten.

2. In einem 4-Quart-Slow Cooker die gestrichenen Tomaten, die gestrichelte Karotte, den gestrichenen Sellerie, den gewürfelten Kürbis, die gestrichene Zucchini, die gehackte Zwiebel, die Brokkoliröschen, das Knoblauchpulver, das Meersalz und den gemahlenen schwarzen Pfeffer vermengen.

3. Mischen Sie die Zutaten gründlich, um eine gleichmäßige Verteilung der Aromen zu gewährleisten.

4. Gießen Sie die selbstgemachte Hühnerbrühe über das Gemüsegemisch im langsamen Kocher.

5. Den Deckel auf den Schongarer legen.

6. Stellen Sie die Temperatur auf hoch.

7. Lassen Sie die Suppe 4 Stunden lang kochen. Durch die langsame Garzeit werden die Aromen und die Zartheit des Gemüses verstärkt.

8. Nach 4 Stunden den Deckel vorsichtig abnehmen und die Suppe umrühren.

9. Die Suppe abschmecken und bei Bedarf nachwürzen.

10. Die warme und schmackhafte Gemüsesuppe in Schalen füllen.

11. Sofort servieren und die gesunde Güte einer langsam gekochten Mahlzeit genießen.

19. Kokosnuss mit Nüssen und Saaten Quadrate

- Ergiebigkeit: 16 Quadrate

Zutaten:

- 100 Gramm getrocknete Kokosnuss
- 30 Gramm gemahlene Walnüsse
- 60 Gramm Mandelbutter
- 60 Gramm gemahlene Mandeln
- 60 Gramm Sonnenblumenkerne
- 45 ml roher Honig
- 2,5 ml Sesamöl
- Eine Prise Meersalz

Unterweisung:

1. Heizen Sie den Ofen auf 180°C vor.
2. Eine quadratische Backform (8 x 8) mit Sesamöl einfetten.

3. Sonnenblumenkerne, Mandelbutter, Kokosraspeln, Rohhonig, gemahlene Mandeln, gemahlene Walnüsse und eine Prise Meersalz in einen Mixer geben.

4. Verarbeiten Sie die Zutaten im Mixer, bis ein glattes und gut kombiniertes Gebräu entsteht.

5. Die gemischte Masse in die vorbereitete quadratische Backform gießen.

6. Verwenden Sie einen Spatel, um die Masse gleichmäßig zu verteilen, damit sie gleichmäßig dick wird.

7. Die Backform in den vorgeheizten Ofen schieben.

8. Die Masse 15 Minuten lang backen, damit sie fest wird und eine goldbraune Farbe annimmt.

9. Nach dem Backen die Backform vorsichtig aus dem Ofen nehmen.

10. Das Gebräu 10 Minuten lang in der Pfanne abkühlen lassen.

11. Schneiden Sie die abgekühlte Masse mit einem Messer in 16 Quadrate.

12. Legen Sie die gestrichelten Quadrate in den Kühlschrank, damit sie fester werden und ihre Konsistenz verbessern.

13. Nach dem Kühlen sind die Kokosnuss-Samen-Quadrate bereit zum Verzehr.

20. Curry-Aubergine mit Champignons

- Reicht für: 4

Zutaten:

- 400 Gramm Auberginen
- 150 Gramm Champignonknöpfe
- 2 Knoblauchzehen, zerdrückt
- 1 Bund Frühlingszwiebeln, fein gehackt
- 400 g Dosentomaten, gestrichen
- 30 ml Olivenöl
- 1 frischer roter Chili, fein gestoßen
- 2,5 ml Senfkörner
- 2,5 ml Chilipulver
- 5 Gramm Salz
- 5 Gramm gemahlener Kreuzkümmel
- 5 Gramm gemahlener Koriander
- 1,25 Gramm gemahlener Kurkuma
- Frischer Koriander, zum Garnieren

Anweisungen:

1. Heizen Sie den Ofen auf 200°C vor.
2. Die Auberginen mit Olivenöl bestreichen.
3. Die Auberginen mit einer Gabel einstechen und in einen Bräter legen.
4. Die Auberginen im aufgewärmten Ofen 30 Minuten lang backen, bis sie zart und durchgegart sind.
5. Während die Auberginen backen, das Olivenöl in einer Pfanne erhitzen.
6. Senfkörner anrösten, bis sie anfangen zu platzen.
7. Den zerdrückten Knoblauch, die fein gehackten Frühlingszwiebeln, die Pilze und den gehackten roten Chili in die Pfanne geben.
8. 5 Minuten lang kochen, bis die Pilze weich sind.
9. Die Pilzmischung mit Salz, gemahlenem Kreuzkümmel, gemahlenem Koriander und gemahlenem Kurkuma würzen.
10. Die zerstückelten Tomaten in die Pfanne geben.
11. Weiterrühren und weitere 5 Minuten kochen.
12. Wenn die Auberginen gebacken sind, halbieren Sie sie und heben das Fruchtfleisch heraus.
13. Das Fruchtfleisch der Auberginen pürieren.
14. Das pürierte Auberginenfleisch und den frischen Koriander in die Pfanne mit dem Pilzgemisch geben.
15. Die Mischung weitere 3 Minuten kochen lassen.
16. Die Curry-Aubergine mit Pilzen mit frischem Koriander garniert servieren.

21. Hausgemachtes Kimchi

- Portion: 2 Quarts

Zutaten:

- 2 Köpfe Napa-Kohl (1 kg)
- 10 Knoblauchzehen, geschält
- 1 Ingwer, gestrichen
- 1 Karotte, in Juliennestücke geschnitten
- Eine Prise Meersalz
- 240ml grüne Zwiebeln, grüne Teile in lange Streifen geschnitten, weiße Teile geschnitten
- Wasser, zum Einweichen

* 120 Gramm Cayennepfeffer
* 15 g Fischsauce
* 30 ml Zitronensaft, frisch gepresst

Anweisungen:

1. In einer großen Schüssel Napa-Kohl, in Scheiben geschnittene Möhren und eine Prise Meersalz vermengen.
2. Massieren Sie das Gemüse, um ihm so viel Feuchtigkeit wie möglich zu entziehen.
3. Gießen Sie so viel Wasser über das Gemüse, bis es vollständig untergetaucht ist.
4. Die Schale mit Frischhaltefolie verschließen und 2 Stunden lang ruhen lassen.
5. Nach 2 Stunden das Gemüse abgießen, aber nicht abspülen.
6. Gestrichene grüne Zwiebeln zu dem Gemüse geben.
7. Geschälte Knoblauchzehen, gestoßenen Ingwer, Cayennepulver, Fischsauce und frisch gepressten Zitronensaft in einen Mixer geben.
8. Verarbeiten Sie die Zutaten, bis eine glatte Konsistenz erreicht ist.
9. Das Gemüsegemisch in ein sauberes Mason-Glas geben.
10. Die vorbereitete Marinade über das Gemüse gießen.
11. Verschließen Sie das Glas, aber mischen Sie den Inhalt nicht.
12. Lassen Sie das Kimchi 72 Stunden lang bei Raumtemperatur stehen.
13. Verwenden Sie alle 24 Stunden eine Gabel, um Gasblasen abzulassen und sicherzustellen, dass das Gemüse in der Flüssigkeit eingetaucht ist.
14. Nach 72 Stunden ist das selbstgemachte Kimchi fertig.
15. Lagern Sie ihn im Kühlschrank, um den Gärungsprozess zu verlangsamen.
16. Genießen Sie die geschmackvolle und fermentierte Güte Ihres selbstgemachten Kimchi!

22. Gemüsekasserolle

Zutaten:

* 150 g Brokkoli, in mundgerechte Röschen zerteilt
* 150 g Blumenkohl, in mundgerechte Röschen zerteilt
* 150 g Möhren, gestückelt
* 50-100 g gewürzte Croutons
* 305 g Dose kondensierte Champignoncremesuppe, unverdünnt
* 225 g streichfähiger Gartengemüse-Frischkäse

Anweisungen:

1. In einer großen Schüssel den zerkleinerten Brokkoli, Blumenkohl und die Karotten vermengen.
2. Die kondensierte Champignoncremesuppe und den streichfähigen Gartengemüsefrischkäse in die Schüssel mit dem Gemüse geben.
3. Rühren Sie die Mischung um, bis das Gemüse gut mit der Suppe und dem Frischkäse bedeckt ist.
4. Eine Auflaufform einfetten und die Gemüsemischung gleichmäßig darin verteilen.
5. Die gewürzten Croutons gleichmäßig über die Gemüsemischung streuen.
6. Heizen Sie den Ofen auf 190°C vor.
7. Den Auflauf im vorgeheizten Ofen 25 Minuten lang backen, bis er Blasen wirft und die Oberfläche goldbraun ist.
8. Nach dem Backen aus dem Ofen nehmen und vor dem Servieren ein paar Minuten abkühlen lassen.

23. Gefüllte Champignons mit Mandeln und Käse

Zutaten:

- 2 frische Portabella-Pilze, Stiele zerkleinert
- 10ml Olivenöl (geteilt)

Für die Füllung:

- 1 Zwiebel, gehackt
- 2 Knoblauchzehen, gerieben
- 45 g ungesalzene Butter
- 30 ml frische Petersilie, gehackt
- 30 g geröstete Mandeln, zerkleinert
- 30 g Cheddar-Käse, gerieben
- 30 g Parmesankäse, gerieben
- Eine Prise Meersalz
- Eine Prise schwarzer Pfeffer

Anweisungen:

1. Heizen Sie den Ofen auf 200°C vor.
2. Ein Backblech mit 5 ml Olivenöl einfetten und mit Pergamentpapier auslegen.
3. In einer Pfanne die restlichen 5 ml Olivenöl bei mittlerer Hitze erhitzen.
4. Gehackten Knoblauch und Zwiebel etwa 3 Minuten lang anbraten, bis sie schlaff und aromatisch werden.
5. Ungesalzene Butter, gehackte Stiele der Portabella-Pilze und gemahlene Mandeln in die Pfanne geben.
6. Mit einer Prise Meersalz und schwarzem Pfeffer würzen.
7. Kochen, bis die Pilze von allen Seiten gebräunt sind.
8. Mit Apfelessig aufgießen und umrühren, bis die Flüssigkeit auf die Hälfte reduziert ist.
9. Geriebenen Cheddar und Parmesankäse unterrühren.
10. Die Gewürze nach Geschmack anpassen.
11. Champignons füllen und backen:
12. Die vorbereiteten Champignons auf das gefettete und ausgelegte Backblech legen.
13. Im aufgewärmten Ofen 20 Minuten lang backen, bis der Käse geschmolzen ist und Blasen wirft.
14. Die gefüllten Champignons aus dem Ofen nehmen.
15. Das restliche Olivenöl über die gefüllten Champignons träufeln.
16. Die gefüllten Champignons auf einer Platte anrichten und sofort servieren.

24. Gefüllte Paprikaschoten mit Linsen und Spinat

- Portionen: 4

Zutaten:

- 4 große Paprikaschoten, halbiert und entkernt
- 200 Gramm Linsen, gekocht
- 100 g Spinat, gestückelt
- 1 Zwiebel, fein gehackt
- 2 Knoblauchzehen, gehackt
- 5 Gramm Kreuzkümmelpulver
- 5 Gramm Paprika
- Salz und Pfeffer nach Geschmack
- Tomatensauce für den Belag

Anweisungen:

1. Heizen Sie den Ofen auf 180°C vor.
2. In einer Pfanne die fein gehackte Zwiebel und den gehackten Knoblauch anbraten, bis sie glasig sind.
3. Die gekochten Linsen, den zerkleinerten Spinat, den Kreuzkümmel, das Paprikapulver, das Salz und den Pfeffer in die Pfanne geben.
4. Die Mischung kochen, bis der Spinat verwelkt und die Aromen gut kombiniert sind.
5. Jede halbierte Paprika mit dem Linsen-Spinat-Gemisch füllen. Darauf achten, dass sie gleichmäßig auf alle Paprikaschoten verteilt wird.
6. Die gefüllten Paprikaschoten in eine Auflaufform legen.
7. Die Tomatensauce über die gefüllten Paprikaschoten geben und darauf achten, dass sie gut bedeckt sind.
8. Im aufgewärmten Ofen 25-30 Minuten backen, bis die Paprika weich sind.
9. Prüfen Sie mit einer Gabel, ob die Paprikaschoten zart sind. Sie sollten weich sein, aber noch ihre Form behalten.
10. Servieren Sie diese geschmackvollen gefüllten Paprikaschoten als gesundes und nahrhaftes basisches Mittagessen.
11. Genießen Sie die köstliche Kombination aus Linsen, Spinat und aromatischen Gewürzen, umhüllt von zarten Paprikaschoten. Die Tomatensauce gibt dem Gericht den letzten Pfiff. Nach Belieben mit Salz und Pfeffer abschmecken.

25. Kichererbsen-Gurkensalat

- Portionen: 4

Zutaten:

- 2 Dosen (je ca. 400 g) Kichererbsen, abgetropft und abgespült
- 1 Salatgurke, gestückelt
- 200 g Kirschtomaten, halbiert
- 60 g rote Zwiebel, fein gehackt
- Frische Petersilie, gestreut
- 45 Milliliter Olivenöl
- Saft von 1 Zitrone
- Salz und Pfeffer nach Geschmack

Anweisungen:

1. In einer großen Schüssel die abgetropften und abgespülten Kichererbsen, die kleingeschnittenen Gurken, die halbierten Kirschtomaten, die fein geschnittenen roten Zwiebeln und die kleingeschnittene frische Petersilie vermengen.
2. In einer kleinen Schüssel 45 Milliliter Olivenöl, den Saft einer Zitrone sowie Salz und Pfeffer verquirlen. Die Würzung nach Belieben anpassen.
3. Das Dressing über die Salatzutaten in der großen Schüssel gießen.
4. Schwenken Sie den Salat, bis alle Zutaten gut mit dem Dressing bedeckt sind.
5. Den Kichererbsen-Gurken-Salat vor dem Servieren im Kühlschrank kühlen. So können sich die Aromen vermischen und das Gericht wird insgesamt frischer.
6. Servieren Sie den gekühlten Kichererbsen-Gurkensalat als erfrischende und basische Beilage.
7. Genießen Sie diesen nahrhaften und sättigenden Salat, der die proteinreichen Kichererbsen mit der knackigen Frische von Gurken, Tomaten und dem pikanten Dressing kombiniert. Mit Salz und Pfeffer abschmecken.

26. Gebratene Champignons und Spargel

- Portionen: 2

Zutaten:

- 200 g Champignons, gestrichen
- 1 Bund Spargel, geputzt und in Stücke geschnitten
- 30 Milliliter Tamari oder Sojasauce
- 15 Milliliter Sesamöl
- 15 Milliliter Ingwer, gehackt
- 2 Knoblauchzehen, gehackt
- 5 g Sesamsamen zum Garnieren

Anweisungen:

1. 15 Milliliter Sesamöl in einem Wok oder einer großen Pfanne bei mittlerer bis hoher Hitze erhitzen.
2. Zerstoßene Pilze, Spargelstücke, gehackten Ingwer und gehackten Knoblauch in das heiße Öl im Wok geben.
3. Das Gemüse 5-7 Minuten lang unter Rühren braten, bis es zart, aber noch knackig

ist.

4. 30 Milliliter Tamari oder Sojasauce über das gebratene Gemüse gießen.
5. Schwenken Sie das Gemüse in der Sauce, damit es gleichmäßig bedeckt ist.
6. Garnieren Sie das Pilz-Spargel-Rührbraten mit Sesamkörnern, um die Konsistenz und den Geschmack zu verbessern.
7. Servieren Sie dieses herzhafte Wok-Gericht als basisches Mittagessen. Sie können es allein genießen oder es mit Reis oder Quinoa kombinieren.
8. Genießen Sie die köstliche Kombination aus erdigen Pilzen, knackigem Spargel und den würzigen Aromen von Ingwer und Knoblauch. Die Sesamsamen geben diesem schnellen und nahrhaften Wok den letzten Schliff. Passen Sie die Gewürze nach Geschmack an.

27. Gebackener Lachs mit Zitrone und Dill

- Portionen: 2

Zutaten:

- 2 Lachsfilets
- 30 Milliliter Olivenöl
- 1 Zitrone, gespritzt
- 15 g frischer Dill, gestrichen
- Salz und Pfeffer nach Geschmack

Wegbeschreibung:

1. Heizen Sie den Ofen auf 180°C vor.
2. 2 Lachsfilets auf ein Backblech legen.
3. 30 Milliliter Olivenöl über die Lachsfilets träufeln.
4. Die Lachsfilets mit Salz und Pfeffer abschmecken.
5. Die Scheiben von 1 Zitrone auf die Lachsfilets legen.
6. 15 g frischen, gestrichenen Dill gleichmäßig über die Filets streuen.
7. Den Lachs im aufgewärmten Ofen 15-20 Minuten backen oder bis der Lachs durchgebraten ist. Die Garzeit kann je nach Dicke der Filets variieren.
8. Vergewissern Sie sich, dass der Lachs mit einer Gabel leicht abblättert, dann ist er perfekt gegart.
9. Den gebackenen Lachs mit Zitrone und Dill noch heiß aus dem Ofen servieren.
10. Für ein köstliches basisches Mittagessen servieren Sie den gebackenen Lachs mit

einer Beilage aus gedünstetem grünem Gemüse wie Brokkoli oder Spargel.

11. Genießen Sie dieses schmackhafte und nahrhafte Gericht mit gebackenem Lachs, das die pikante Frische der Zitrone mit der aromatischen Note des Dills kombiniert. Mit Salz und Pfeffer abschmecken.

28. Blumenkohl-Brokkoli-Suppe

Portionen: 4

Zutaten:

- 1 Blumenkohl, gestrichelt
- 1 Brokkoli, gestückelt
- 1 Zwiebel, gestrichen
- 2 Knoblauchzehen, gehackt
- 1 Liter Gemüsebrühe
- 30 Milliliter Olivenöl
- Salz und Pfeffer nach Geschmack
- Frische Petersilie zum Garnieren

Unterweisung:

1. In einem großen Topf 30 Milliliter Olivenöl bei mittlerer Hitze erhitzen. Die gestrichelte Zwiebel und den gehackten Knoblauch anbraten, bis sie weich sind.
2. Den gestückelten Blumenkohl und den Brokkoli in den Topf geben.
3. Mit 1 Liter Gemüsebrühe aufgießen. Das Gebräu zum Kochen bringen.
4. Die Hitze auf ein Köcheln reduzieren und weiter kochen, bis der Blumenkohl und der Brokkoli weich sind. Dies kann etwa 15-20 Minuten dauern.
5. Sobald das Gemüse weich ist, die Suppe mit einem Stabmixer vorsichtig pürieren, bis sie eine glatte Konsistenz hat. Alternativ können Sie die Suppe auch schubweise in einen Mixer geben und so lange pürieren, bis sie glatt ist, und dann in den Topf zurückgeben.
6. Die Suppe mit Salz und Pfeffer abschmecken. Passen Sie die Würzung nach Ihrem Geschmack an.
7. Garnieren Sie die Suppe mit frischer Petersilie, um ihr einen Hauch von Farbe und Geschmack zu verleihen.
8. Schöpfen Sie die Suppe in Schalen und servieren Sie diese wohltuende Basensuppe heiß.

9. Genießen Sie die samtige Textur und die gesunden Aromen dieser Blumenkohl-Brokkoli-Suppe. Es ist ein gemütliches und nährstoffreiches Gericht, das perfekt für eine sättigende Mahlzeit ist. Mit Salz und Pfeffer abschmecken.

29. Gebratener brauner Reis und Gemüse

- Portionen: 3

Zutaten:

- 200 g brauner Reis, gekocht
- 1 Tasse Brokkoli-Röschen
- 1 Paprika, gestrichelt
- 1 Karotte, in Juliennestücke geschnitten
- 100 Gramm Zuckerschoten
- 30 Milliliter Tamari oder Sojasauce
- 15 Milliliter Sesamöl
- 15 Milliliter Reisessig
- 5 g Ingwer, gerieben
- 1 Knoblauchzehe, gehackt

Anweisungen:

1. 200 g braunen Reis nach Packungsanweisung kochen. Beiseite stellen.
2. In einem Wok oder einer großen Pfanne 15 Milliliter Sesamöl bei mittlerer bis hoher Hitze erhitzen.
3. Brokkoliröschen, gestrichelte Paprika, in Scheiben geschnittene Karotten und Zuckerschoten in den Wok geben. 5-7 Minuten unter Rühren braten, bis das Gemüse zart und knackig ist.
4. In einer kleinen Schüssel 30 Milliliter Tamari oder Sojasauce, 15 Milliliter Reisessig, geriebenen Ingwer und gehackten Knoblauch vermischen.
5. Den gekochten braunen Reis zu dem gebratenen Gemüse im Wok geben.
6. Die Soßenmischung über den Reis und das Gemüse gießen.
7. Die Zutaten miteinander vermengen, bis der braune Reis gut mit der Sauce bedeckt ist und das Gemüse gleichmäßig verteilt ist.
8. Schmecken Sie ab und passen Sie die Würzung bei Bedarf an, indem Sie mehr Tamari oder Sojasauce hinzufügen.
9. Servieren Sie dieses nahrhafte und geschmackvolle Wokgericht aus braunem Reis

als basisches Mittagessen.

10. Genießen Sie die Kombination aus zart-knackigem Gemüse, perfekt gekochtem braunem Reis und dem würzigen Umami-Aroma der Tamari-Sauce. Dieses Wok-Gericht ist sowohl sättigend als auch gesund.

30. Auberginen-Tomaten-Stapel

- Portionen: 4

Zutaten:

- 2 große Auberginen, gestückelt
- 4 Tomaten, gestückelt
- 120 Milliliter veganes Pesto
- 30 Milliliter Olivenöl
- Salz und Pfeffer nach Geschmack
- Frisches Basilikum zum Garnieren

Wegbeschreibung:

1. Heizen Sie den Ofen auf 200°C vor.
2. 2 große Auberginen in runde Scheiben schneiden. Jede Auberginenscheibe mit 30 Milliliter Olivenöl bestreichen und mit Salz und Pfeffer würzen.
3. Die Auberginenscheiben auf ein Backblech legen.
4. 15-20 Minuten backen oder bis die Aubergine weich ist. Darauf achten, dass sie nicht zu weich werden.
5. Während die Auberginenscheiben backen, bereiten Sie die Stapel vor. Zunächst eine Schicht veganes Pesto auf jede Auberginenscheibe streichen.
6. Die Auberginen- und Tomatenscheiben abwechselnd zu Stapeln schichten. Fahren Sie fort, bis Sie die gewünschte Höhe erreicht haben.
7. Zwischen jeder Schicht Aubergine und Tomate eine großzügige Menge veganes Pesto verteilen.
8. Garnieren Sie die Auberginen-Tomaten-Stapel mit frischen Basilikumblättern, um den Geschmack zu verstärken und eine ansprechende Präsentation zu erzielen.
9. Servieren Sie diese eleganten Stapel als basisches Mittagessen oder als leichtes Abendessen.
10. Genießen Sie die köstliche Kombination aus gerösteten Auberginen, reifen Tomaten und würzigem veganen Pesto. Das frische Basilikum verleiht diesen

köstlichen und optisch ansprechenden Fladen einen letzten Hauch von Helligkeit. Gewürze nach Geschmack anpassen.

31. Linsen- und Gemüsecurry

- Portionen: 4

Zutaten:

- 200 Gramm Linsen, gekocht
- 150 g Blumenkohlröschen
- 200 g Süßkartoffel, gestückelt
- 1 Zwiebel, gestrichen
- 2 Knoblauchzehen, gehackt
- 1 Dose (ca. 400 ml) Kokosnussmilch
- 30 Milliliter Currypulver
- 15 Milliliter Olivenöl
- Frischer Koriander zum Garnieren

Unterweisung:

1. In einem Topf 15 Milliliter Olivenöl bei mittlerer Hitze erhitzen.
2. Geschnittene Zwiebel und gehackten Knoblauch in Olivenöl anbraten, bis sie weich werden.
3. 30 g Currypulver zu den gebratenen Zwiebeln und dem Knoblauch geben. Gut umrühren, damit die Zutaten mit dem Currypulver bedeckt sind.
4. Blumenkohlröschen, gestückelte Süßkartoffel und 200 g gekochte Linsen in den Topf geben.
5. Die Kokosmilch aus der Dose dazugießen und umrühren, damit sich alle Zutaten verbinden.
6. Das Curry köcheln lassen, bis das Gemüse weich ist und das Curry eindickt. Dies kann etwa 20-25 Minuten dauern.
7. Abschmecken und bei Bedarf nachwürzen. Je nach Geschmack mehr Currypulver, Salz oder Pfeffer hinzufügen.
8. Sobald das Curry die gewünschte Konsistenz erreicht hat, nehmen Sie es vom Herd.
9. Das Linsen-Gemüse-Curry mit frischem Koriander garnieren.
10. Servieren Sie dieses würzige Linsen- und Gemüsecurry mit Reis oder mit Ihrem

Lieblingsgetreide.

11. Genießen Sie den reichhaltigen und aromatischen Geschmack dieses Linsen- und Gemüsecurrys, der durch die Cremigkeit der Kokosmilch ergänzt wird. Passen Sie die Gewürzmenge an und garnieren Sie nach Wunsch mit zusätzlichem Koriander.

32. Spaghetti Squash mit Tomaten-Basilikum-Sauce

- Portionen: 2

Zutaten:

- 1 Spaghettikürbis, halbiert und entkernt
- 400 g Kirschtomaten, halbiert
- 2 Knoblauchzehen, gehackt
- 30 g frisches Basilikum, gestrichen
- 30 Milliliter Olivenöl
- Salz und Pfeffer nach Geschmack
- Veganer Parmesankäse zum Bestreuen

Anweisungen:

1. Heizen Sie den Ofen auf 200°C vor.
2. Den Spaghettikürbis halbieren und die Kerne entfernen.
3. Die Kürbishälften mit der Schnittfläche nach unten auf ein Backblech legen.
4. Den Spaghettikürbis im aufgewärmten Ofen 40-45 Minuten lang backen, bis er weich ist.
5. In einer Pfanne 30 Milliliter Olivenöl bei mittlerer Hitze erhitzen.
6. Gehackten Knoblauch in dem Öl anbraten, bis er duftet.
7. Die halbierten Kirschtomaten und das frische Basilikum in die Pfanne geben. Kochen, bis die Tomaten weich werden und ihren Saft abgeben.
8. Sobald der Spaghettikürbis gekocht und weich ist, das Fruchtfleisch mit einer Gabel zu Nudeln verarbeiten.
9. Die Spaghettikürbisnudeln auf einen Teller oder in eine Schüssel geben.
10. Mit der Tomaten-Basilikum-Sauce übergießen und gleichmäßig verteilen.
11. Das Gericht mit Salz und Pfeffer abschmecken.
12. Mit veganem Parmesankäse bestreuen, um den Geschmack zu verbessern.
13. Genießen Sie dieses sättigende und pastaähnliche basische Gericht zum

Mittagessen.

14. Genießen Sie die köstliche Kombination aus Spaghetti-Kürbis-"Nudeln" und der würzigen Tomaten-Basilikum-Sauce. Passen Sie die Gewürze und den Belag nach Ihren Vorlieben an.

Rezepte für Abendessen

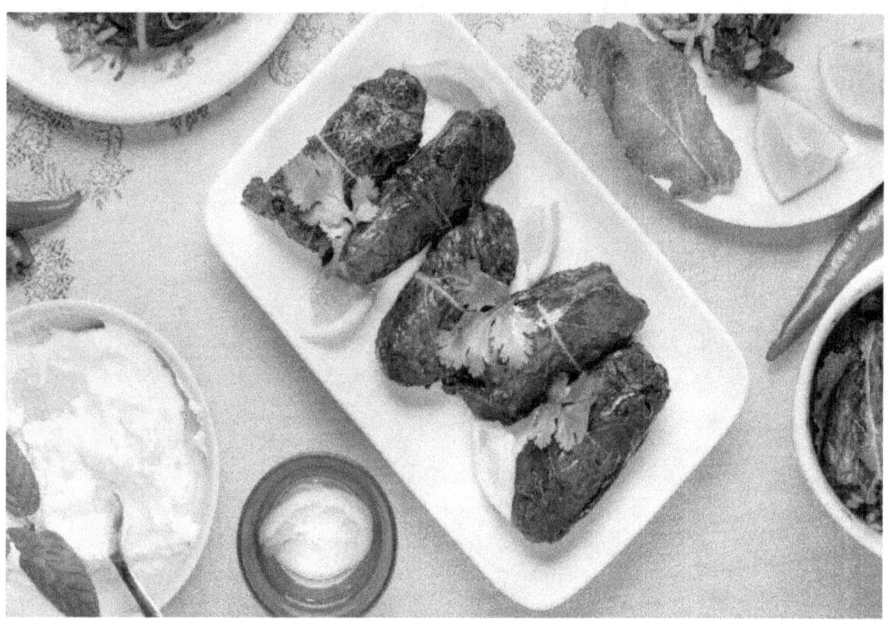

- Reicht für: 4

Zutaten:

- 400 g süße Zwiebeln, in dicke Ringe geschnitten
- 240 ml Milch nach Wahl
- 125 Gramm Allzweckmehl
- 120 Gramm Panade nach Wahl
- Eine Prise Salz
- Eine Prise Paprika
- Olivenöl

Anweisungen:

1. Olivenöl in eine antihaftbeschichtete Pfanne geben und bei mittlerer Hitze erhitzen.
2. Für das Bestreichen der Zwiebelringe drei verschiedene flache Schalen für Mehl, Milch und Panade bereitstellen.

3. Einen Zwiebelring in Mehl wälzen und gleichmäßig damit bestäuben.
4. Den bemehlten Zwiebelring in die Milch tauchen.
5. Den Vorgang mit dem Mehl wiederholen und die Zwiebeln großzügig panieren.
6. Den Paniervorgang für alle Zwiebelringe wiederholen, bis sie alle gut paniert sind.
7. Die panierten Zwiebelringe in dem erhitzten Öl frittieren, bis sie knusprig und goldbraun sind.
8. Nach dem Frittieren die Zwiebelringe vorsichtig herausnehmen und auf Papiertüchern abtropfen lassen, um überschüssiges Öl aufzusaugen.
9. Würzen Sie die Zwiebelringe mit einer Prise Salz und einer Prise Paprika für zusätzlichen Geschmack.
10. Die knusprigen und gewürzten Zwiebelringe auf einer Servierplatte anrichten.
11. Sofort als köstlicher Snack oder Beilage servieren.

34. Fenchel-Pilz-Topf

- Reicht für: 4

Zutaten:

- 75 Gramm getrocknete Shiitake-Pilze
- 150 g Champignons, halbiert
- 2 Zwiebeln, geschält, ganz
- 1 Kopf Fenchel, gestrichen
- 2 sonnengetrocknete Tomaten, zerkleinert
- 15 g sonnengetrocknetes Tomatenmark
- 1 Lorbeerblatt
- Frische Petersilie, gestreut, zum Garnieren
- 30 Milliliter Olivenöl

Anweisungen:

1. Getrocknete Shiitake-Pilze in eine Schüssel geben.
2. Die Pilze mit kochendem Wasser übergießen und 20 Minuten lang einweichen lassen.
3. Die eingeweichten Pilze abtropfen lassen und die Stiele entsorgen. Sie in kleine Stücke schneiden.
4. Olivenöl in einen Topf geben und erhitzen.
5. Die ganzen Zwiebeln und den gestrichenen Fenchel 8 Minuten lang sautieren, bis

sie weich sind.

6. Die Champignons und Shiitake-Pilze zu den gedünsteten Zwiebeln und dem Fenchel geben.
7. Weitere 3 Min. kochen.
8. Getrocknete Tomaten und getrocknetes Tomatenmark unterrühren.
9. Das Lorbeerblatt in das Gebräu geben.
10. Das Ganze zum Kochen bringen, dann zum Köcheln bringen und 10 Minuten lang kochen lassen.
11. Das Lorbeerblatt wegwerfen.
12. Frische Petersilie über den heißen Topf streuen.
13. Servieren Sie diesen köstlichen Fenchel-Pilz-Topf noch heiß.
14. Genießen Sie den reichen Geschmack und die aromatische Essenz dieses gemütlichen Gerichts.

35. Karotten-Ingwer-Suppe

- Portion: 4 Portionen

Zutaten:

- 4 Möhren, geschält und gestückelt (ca. 400 g)
- 15 g Knoblauch, gehackt
- 2,5 g Kurkumapulver
- 15 g Ingwer, gehackt
- 240 ml Kokosnusscreme
- 720 ml Wasser
- 15ml roher Honig
- Eine Prise Meersalz

Anweisungen:

1. Die Möhren schälen und in kleine Stücke schneiden.
2. Den Knoblauch und den Ingwer fein hacken.
3. In einem Topf die gestrichenen Karotten, den gehackten Knoblauch und den gehackten Ingwer geben.
4. 720 ml Wasser in den Kochtopf geben.
5. Würzen Sie das Gebräu mit einer Prise Meersalz, Kurkumapulver und rohem Honig.

6. Die Zutaten in der Pfanne umrühren, damit sich die Gewürze gleichmäßig verteilen.
7. Den Herd auf mittlere bis hohe Hitze stellen und die Suppe zum Köcheln bringen.
8. Die Suppe etwa 30 Minuten lang köcheln lassen, bis die Karotten weich sind.
9. Sobald die Karotten weich sind, den Herd ausschalten.
10. Verwenden Sie einen Stabmixer, um die Suppe vorsichtig zu pürieren, bis sie eine cremige Konsistenz hat.
11. 240 ml Kokosnusscreme in die pürierte Suppe gießen.
12. Gut umrühren, um die Kokosnusscreme in die Suppe einzuarbeiten.
13. Die Suppe vollständig abkühlen lassen.
14. Nach dem Abkühlen die Suppe in den Kühlschrank stellen, bis sie abgekühlt ist.
15. Servieren Sie die Karotten-Ingwer-Suppe kalt, um ein erfrischendes und schmackhaftes Erlebnis zu erhalten.

36. Gourmet-Kartoffel-Spargel-Salat

- Portion: 4 Portionen

Zutaten:

- 50 g Baby-Rucola-Blätter
- 400 g Kartoffeln, schräg aufgeschnitten
- 2 Bündel Spargel, diagonal halbiert
- 1 Dose (ca. 15 g) grüne Pfefferkörner, gestoßen
- 60ml Buttermilch
- 80 g Mayonnaise
- 15ml Weißweinessig
- 15 g frischer Dill, fein gestrichen
- Eine Prise Salz
- Eine Prise gemahlener schwarzer Pfeffer

Anweisungen:

1. Gestampfte Kartoffeln in einen Topf geben und mit kaltem Wasser bedecken.
2. Bringen Sie den Topf bei starker Hitze zum Kochen und reduzieren Sie dann die Hitze auf köcheln.
3. Die Pfanne abdecken und die Kartoffeln etwa 8 Minuten lang kochen, bis sie weich sind.

4. Die gekochten Kartoffeln unter fließendem kaltem Wasser abspülen und gut abtropfen lassen.

5. Während die Kartoffeln kochen, einen mittelgroßen Topf mit Salzwasser zum Kochen bringen.

6. Die Spargelstücke in das kochende Wasser geben und 2-3 Minuten kochen, bis sie knackig-zart und hellgrün sind.

7. Den Spargel sofort mit kaltem Wasser übergießen, um den Kochvorgang zu stoppen, und dann gründlich abtropfen lassen.

8. In einer Schüssel Buttermilch, Mayonnaise, Weißweinessig, Dill und grüne Pfefferkörner vermengen.

9. Die Zutaten mit einer Gabel verquirlen, bis sie gut vermischt sind.

10. Das Dressing abschmecken und nach Belieben Salz und gemahlenen schwarzen Pfeffer hinzufügen.

11. In einer großen Servierschüssel den gekochten Spargel, die Kartoffeln und die Rucolablätter vermengen.

12. Schwenken Sie die Zutaten vorsichtig, um eine gleichmäßige Verteilung zu gewährleisten.

13. Die vorbereitete Mayonnaise über den Salat träufeln.

14. Servieren Sie den Gourmet-Kartoffel-Spargel-Salat sofort, solange er noch frisch und schmackhaft ist.

37. Pikanter massierter Grünkohlsalat

Zutaten:

- 150 g Grünkohl, ohne Strünke
- Geröstete Kürbiskerne
- 1 Mango, in kleine Stücke zerteilt
- 30ml Honig
- Eine Prise Salz
- Eine Prise gemahlener schwarzer Pfeffer
- 45 ml natives Olivenöl extra

Anweisungen:

1. Die Stiele der Grünkohlblätter entfernen und die Blätter in mundgerechte Stücke reißen.

2. Den Grünkohl in eine große Schüssel geben.

3. Das Olivenöl über den Grünkohl träufeln.
4. Eine Prise Salz über den Grünkohl streuen.
5. Massieren Sie die Grünkohlblätter etwa 5 Minuten lang mit den Händen, damit die Blätter zart werden und gut mit Öl bedeckt sind.
6. In einer separaten Schüssel Honig und gemahlenen schwarzen Pfeffer vermischen, um das Dressing für den Salat herzustellen.
7. Das Honiggemisch über die massierten Grünkohlblätter gießen.
8. Den Grünkohl und das Dressing gut miteinander vermengen.
9. Den Salat mit zerdrückten Mangostücken und gerösteten Kürbiskernen garnieren.
10. Mischen Sie die Salatzutaten vor dem Servieren ein letztes Mal.

38. Pikanter Krautsalat

Zutaten:

- 1 Kohlkopf, in Juliennestücke geschnitten
- 60 g Möhren, geraspelt
- 20 g rote Paprika, in feine Streifen geschnitten
- Eine Prise rote Paprikaflocken
- 120ml Buttermilch
- 2,5 g Kreuzkümmelpulver
- 2 Knoblauchzehen, gerieben
- 1 Jalapeño, gehackt
- 45 g leichte Mayonnaise
- 45 g frische Petersilie, gehackt
- 120 g saure Sahne
- Eine Prise Meersalz
- Eine Prise schwarzer Pfeffer

Anweisungen:

1. In einer großen Schüssel die geriebenen Knoblauchzehen, den gehackten Jalapeño, die in Scheiben geschnittene rote Paprika, die roten Paprikaflocken, die Mayonnaise, den in Scheiben geschnittenen Kohl, die geraspelten Karotten, die gehackte Petersilie, die Buttermilch, die saure Sahne, das Kreuzkümmelpulver, das Meersalz und den schwarzen Pfeffer vermischen.
2. Die Zutaten gut umrühren, bis alles gut vermischt ist. Darauf achten, dass das Dressing gleichmäßig auf dem Gemüse verteilt wird.

3. Würzen Sie die Krautsalatmischung leicht mit zusätzlichem Salz und Pfeffer nach Ihrem Geschmack.
4. Die Schüssel abdecken und mindestens 1 Stunde lang in den Kühlschrank stellen, damit sich die Aromen verbinden und der Krautsalat abkühlen kann.
5. Nach dem Abkühlen den Krautsalat probieren und bei Bedarf nachwürzen. Je nach Vorliebe mehr Salz oder Pfeffer hinzufügen.
6. Den pikanten Krautsalat auf eine Servierplatte geben.
7. Servieren Sie ihn gekühlt als erfrischende Beilage oder als Begleitung zu gegrilltem Fleisch, Sandwiches oder einem Hauptgericht Ihrer Wahl.

39. Gebackener Zitronen-Kräuter-Tilapia

- Portionen: 4

Zutaten:

- 4 Tilapia-Filets (je etwa 150 g)
- Saft von 2 Zitronen
- 30 Milliliter Olivenöl
- 5 Gramm getrockneter Thymian
- 5 Gramm getrockneter Rosmarin
- Salz und Pfeffer nach Geschmack
- Zitronenscheiben zum Garnieren

Unterweisung:

1. Heizen Sie den Ofen auf 200°C vor.
2. Die Tilapia-Filets in eine Auflaufform legen und darauf achten, dass sie in einer einzigen Schicht angeordnet sind.
3. Zitronensaft, Olivenöl, getrockneten Thymian, getrockneten Rosmarin, Salz und Pfeffer in einer Schüssel vermengen. Gut mischen, um eine geschmackvolle Kräuter-Zitronen-Mischung zu erhalten.
4. Die Kräuter-Zitronen-Mischung über die Tilapia-Filets gießen und darauf achten, dass jedes Filet gleichmäßig bedeckt ist. Sie können einen Pinsel oder Löffel verwenden, um den Sud zu verteilen.
5. Den Tilapia im aufgewärmten Ofen 15-20 Minuten lang backen oder bis der Fisch mit einer Gabel leicht zerfällt. Die Garzeit kann je nach Dicke der Filets variieren.
6. Prüfen Sie, ob der Fisch gar ist, indem Sie vorsichtig mit einer Gabel in die dickste

Stelle des Fisches stechen. Er sollte sich leicht lösen und undurchsichtig sein.

7. Garnieren Sie den gebackenen Tilapia mit Zitronenscheiben, um einen frischen Zitrusgeschmack zu erhalten.

8. Servieren Sie dieses leichte und schmackhafte basische Abendessen mit Beilagen Ihrer Wahl, z. B. mit gedünstetem Gemüse oder einem leichten Salat.

9. Genießen Sie die feinen Aromen von Zitrone und Kräutern in Kombination mit den zarten Tilapia-Filets. Nach Belieben mit Salz und Pfeffer würzen. Dieses Gericht ist eine einfache, aber köstliche Option für ein gesundes Abendessen.

40. Zucchini-Nudeln mit Pesto und Kirschtomaten

- Portionen: 2

Zutaten:

- 4 mittelgroße Zucchini, spiralisiert
- 200 g Kirschtomaten, halbiert
- 50 Gramm Pinienkerne
- 240 g frisches Basilikum
- 50 Gramm Nährhefe
- 2 Knoblauchzehen, gehackt
- 125 Milliliter Olivenöl
- Salz und Pfeffer nach Geschmack

Anweisungen:

1. Frisches Basilikum, Pinienkerne, Nährhefe, gehackten Knoblauch, Olivenöl, Salz und Pfeffer in einen Mixer geben.

2. Pürieren Sie die Zutaten, bis Sie eine glatte und cremige Pestosauce erhalten. Darauf achten, dass alle Zutaten gut eingearbeitet sind.

3. Die Zucchini mit einem Spiralisierer in nudelartige Formen schneiden. Beiseite stellen.

4. Die Kirschtomaten halbieren und darauf achten, dass sie eine einheitliche Größe haben.

5. In einer großen Schüssel die spiralisierten Zucchini mit der vorbereiteten Pesto-Sauce vermischen, bis die Zucchini-Nudeln gleichmäßig bedeckt sind.

6. Die halbierten Kirschtomaten zu den Zucchini und dem Pestogemisch geben. Vorsichtig schwenken, um sie zu kombinieren.

7. Servieren Sie dieses leichte und nährstoffreiche Zucchini-Nudelgericht als basisches Abendessen.
8. Genießen Sie die kräftigen Aromen von frischem Basilikum und Kirschtomaten in Kombination mit der sättigenden Textur von Zucchininudeln. Dieses Gericht ist eine köstliche und gesunde Option für ein leichtes und nahrhaftes Abendessen. Salz und Pfeffer nach Belieben anpassen.

41. Gebratene Kichererbsen und Gemüse

- Portionen: 3

Zutaten:

- 400 Gramm gekochte Kichererbsen
- 150 Gramm Brokkoli-Röschen
- 1 Paprika, gestrichelt
- 1 Karotte, in Juliennestücke geschnitten
- 100 Gramm Zuckerschoten
- 30 Milliliter Tamari oder Sojasauce
- 15 Milliliter Sesamöl
- 15 Milliliter Reisessig
- 5 g Ingwer, gerieben
- 1 Knoblauchzehe, gehackt

Anweisungen:

1. In einem Wok oder einer großen Pfanne 15 Milliliter Sesamöl bei mittlerer bis hoher Hitze erhitzen.
2. Brokkoliröschen, gestrichelte Paprika, in Scheiben geschnittene Karotten und Zuckerschoten in den Wok geben. 5-7 Minuten unter Rühren braten oder bis das Gemüse zart, aber noch knackig ist.
3. In einer kleinen Schüssel 30 Milliliter Tamari oder Sojasauce, 15 Milliliter Reisessig, geriebenen Ingwer und gehackten Knoblauch vermischen. Beiseite stellen.
4. Die gekochten Kichererbsen zu dem gebratenen Gemüse geben.
5. Die vorbereitete Soße über die Kichererbsen und das Gemüse gießen. So lange schwenken, bis alles gut vermischt und mit der würzigen Sauce überzogen ist.
6. Die Zutaten so lange im Wok schwenken, bis die Kichererbsen durcherhitzt und

mit der würzigen Sauce überzogen sind.

7. Servieren Sie dieses proteinreiche und würzige Kichererbsen-Rührbraten als basisches Abendessen. Sie können es allein genießen oder mit braunem Reis oder Quinoa kombinieren.
8. Genießen Sie dieses köstliche und nährstoffreiche Wokgericht, das das Eiweiß der Kichererbsen mit einer Mischung aus lebendigem Gemüse kombiniert. Mit Salz und Pfeffer abschmecken.

42. Gefüllte Portobello-Pilze mit Quinoa und Spinat

- Portionen: 4

Zutaten:

- 4 große Portobello-Pilze
- 200 Gramm Quinoa, gekocht
- 100 g Spinat, gestückelt
- 60 g rote Zwiebel, fein gehackt
- 2 Knoblauchzehen, gehackt
- 30 Milliliter Olivenöl
- 5 Gramm getrockneter Thymian
- Salz und Pfeffer nach Geschmack

Anweisungen:

1. Heizen Sie den Ofen auf 200°C vor.
2. Die Stiele der Portobello-Pilze entfernen und sie mit dem Deckel nach unten auf ein Backblech legen.
3. In einer Pfanne 30 Milliliter Olivenöl bei mittlerer Hitze erhitzen. Die fein gehackte rote Zwiebel und den gehackten Knoblauch darin anbraten, bis sie weich sind.
4. Den gestückelten Spinat in die Pfanne geben und kochen, bis er verwelkt. Sicherstellen, dass die überschüssige Feuchtigkeit verdunstet ist.
5. In einer Rührschüssel die gekochte Quinoa mit dem gebratenen Gemüse vermischen. Getrockneten Thymian, Salz und Pfeffer hinzufügen. Gut mischen, um alle Zutaten einzuarbeiten.
6. Jede Portobello-Pilzkappe großzügig mit der Quinoa-Gemüse-Mischung füllen.
7. Die gefüllten Pilze in den aufgewärmten Ofen geben und 20-25 Minuten backen, bis die Pilze weich sind.

8. Prüfen Sie mit einer Gabel, ob die Champignons gar sind. Sie sollten weich sein und sich leicht durchstechen lassen.

9. Genießen Sie diese herzhaften und sättigenden gefüllten Portobello-Pilze als ein gesundes und schmackhaftes Gericht.

10. Genießen Sie die Kombination aus erdigen Portobello-Pilzen, nussigem Quinoa und lebhaftem Spinat. Mit Salz und Pfeffer abschmecken. Dieses Gericht ist eine nahrhafte und köstliche Option für eine sättigende Mahlzeit.

43. Blumenkohl und Linsen-Curry

- Portionen: 4

Zutaten:

- 1 Blumenkohl, gestrichelt
- 200 Gramm trockene rote Linsen
- 1 Zwiebel, gestrichen
- 2 Knoblauchzehen, gehackt
- 1 Dose Kokosnussmilch
- 30 Milliliter Currypulver
- 15 Milliliter Olivenöl
- Frischer Koriander zum Garnieren

Anweisungen:

1. In einem Topf 15 Milliliter Olivenöl bei mittlerer Hitze erhitzen. Die gestrichelte Zwiebel und den gehackten Knoblauch anbraten, bis sie weich werden und duften.

2. 30 Milliliter Currypulver unterrühren, so dass Zwiebel und Knoblauch gleichmäßig bedeckt sind.

3. Den gestückelten Blumenkohl und die getrockneten roten Linsen in den Topf geben. Die Zutaten umrühren, damit sie sich verbinden.

4. Die Dose Kokosmilch in den Topf gießen und darauf achten, dass sie den Blumenkohl und die Linsen bedeckt.

5. Das Ganze bei mittlerer Hitze köcheln lassen. Gelegentlich umrühren, um ein Anhaften zu verhindern.

6. Weiter köcheln lassen, bis die Linsen durchgekocht sind und der Blumenkohl weich ist. Das Curry wird eindicken, wenn die Linsen die Flüssigkeit aufnehmen.

7. Durch Abschmecken prüfen, ob die Linsen gar sind. Sie sollten weich sein, und der Blumenkohl sollte gabelzart sein.
8. Garnieren Sie das Curry mit frischem Koriander für zusätzlichen Geschmack und einen lebendigen Abschluss.
9. Servieren Sie dieses reichhaltige und schmackhafte Blumenkohl-Linsen-Curry über Reis oder mit Ihrem Lieblingsfladenbrot.
10. Genießen Sie den beruhigenden und aromatischen Geschmack dieses Currys, der die erdige Note des Blumenkohls mit den proteinreichen roten Linsen verbindet. Salz und Pfeffer nach Belieben anpassen.

44. Gefüllte Paprikaschoten mit geröstetem Gemüse und Quinoa

- Portionen: 4

Zutaten:

- 4 große Paprikaschoten, halbiert und entkernt
- 200 Gramm Quinoa, gekocht
- 200 g Kirschtomaten, halbiert
- 1 Zucchini, gestrichelt
- 1 rote Zwiebel, fein gehackt
- 30 Milliliter Olivenöl
- 5 Gramm getrockneter Oregano
- Salz und Pfeffer nach Geschmack

Unterweisung:

1. Heizen Sie den Ofen auf 200°C vor.
2. Die halbierten Paprikaschoten mit der Schnittfläche nach oben in eine Auflaufform legen.
3. In einer Schüssel die halbierten Kirschtomaten, die kleingeschnittenen Zucchini, die fein geschnittenen roten Zwiebeln, das Olivenöl, den getrockneten Oregano, Salz und Pfeffer vermischen. Darauf achten, dass das Gemüse gleichmäßig bedeckt ist.
4. Das gewürfelte Gemüse mit den Paprikaschoten in der Auflaufform verteilen. Im vorgeheizten Backofen 20-25 Minuten lang rösten, bis das Gemüse zart und leicht karamellisiert ist.
5. In einer Rührschüssel die gekochte Quinoa mit dem gerösteten Gemüse

vermischen. Gut mischen, um alle Aromen zu vereinen.

6. Jede Paprikahälfte großzügig mit dem Quinoa- und Röstgemüsegemisch füllen.
7. Die gefüllten Paprikaschoten wieder in den Ofen schieben und weitere 15 Minuten backen.
8. Prüfen Sie, ob die gefüllten Paprikaschoten gar sind, indem Sie sicherstellen, dass die Paprikaschoten zart sind und das Quinoa-Gemisch durcherhitzt ist.
9. Servieren Sie diese farbenfrohen und nährstoffreichen gefüllten Paprikaschoten als köstliche und sättigende Mahlzeit.
10. Genießen Sie die lebendige Kombination aus geröstetem Gemüse und fluffigem Quinoa, umhüllt von zarten Paprikahälften. Mit Salz und Pfeffer abschmecken. Dieses Gericht ist eine schmackhafte und gesunde Option für ein köstliches Abendessen.

45. Mit Miso glasierte Aubergine mit braunem Reis

- Portionen: 4

Zutaten:

- 2 große Auberginen, gestückelt
- 60 Milliliter Miso-Paste
- 30 Milliliter Ahornsirup
- 15 Milliliter Sesamöl
- 15 Milliliter Reisessig
- 15 Milliliter Tamari oder Sojasauce
- 400 Gramm brauner Reis, gekocht
- Grüne Zwiebeln zum Garnieren

Unterweisung:

1. Heizen Sie den Ofen auf 200°C vor.
2. Miso-Paste, Ahornsirup, Sesamöl, Reisessig und Tamari in einer Schüssel verquirlen, bis die Zutaten gut vermischt sind.
3. Die Auberginenscheiben von beiden Seiten mit der vorbereiteten Miso-Glasur bestreichen, so dass jede Scheibe gleichmäßig bedeckt ist.
4. Die glasierten Auberginenscheiben auf ein mit Pergamentpapier ausgelegtes Backblech oder eine leicht geölte Auflaufform legen.
5. Die Auberginenscheiben im aufgewärmten Ofen 20-25 Minuten backen, bis die

Auberginen zart sind und die Miso-Glasur karamellisiert ist.

6. Prüfen Sie mit einer Gabel, ob die Aubergine gar ist. Sie sollten weich sein und sich leicht durchstechen lassen.

7. Während die Auberginen backen, den braunen Reis nach Packungsanweisung kochen.

8. Servieren Sie die mit Miso glasierten Auberginen über gekochtem braunen Reis, um eine schmackhafte und nahrhafte Grundlage zu schaffen.

9. Garnieren Sie das Gericht mit etwas Frühlingszwiebeln, um es frischer und schmackhafter zu machen.

10. Genießen Sie diese schmackhafte und schmackhafte Aubergine mit Miso-Glasur, die auf gesundem braunem Reis serviert wird. Die Kombination aus süßen, salzigen und würzigen Aromen ergibt eine köstliche und sättigende Mahlzeit. Passen Sie Salz und Pfeffer nach Geschmack an.

46. Gazpacho mit Gurke und Avocado

- Portionen: 4

Zutaten:

- 2 Salatgurken, geschält und gestückelt
- 2 Avocados, geschält und zerkleinert
- 50 g rote Zwiebel, fein gehackt
- 2 Knoblauchzehen, gehackt
- 25 Milliliter frischer Koriander, gestrichen
- Saft von 2 Limetten
- 1 Liter Gemüsebrühe
- Salz und Pfeffer nach Geschmack

Wegbeschreibung:

1. Zutaten vorbereiten: Gurken schälen und würfeln, Avocados schälen und würfeln, rote Zwiebel fein hacken, Knoblauch hacken.

2. Den frischen Koriander hacken und die Limetten entsaften.

3. In einem Mixer die zerkleinerten Gurken, die zerkleinerten Avocados, die fein zerkleinerten roten Zwiebeln, den gehackten Knoblauch, den zerkleinerten Koriander, den Limettensaft und die Gemüsebrühe vermischen.

4. Pürieren Sie die Zutaten, bis das Gebräu glatt und cremig ist. Achten Sie darauf,

dass alle Komponenten gut eingearbeitet sind.

5. Die Gazpacho mit Salz und Pfeffer abschmecken. Nach Belieben anpassen.

6. Die Gazpacho mindestens 1 bis 2 Stunden im Kühlschrank kühlen, damit sich die Aromen entfalten können, und dann kalt servieren.

7. Nach dem Abkühlen das erfrischende Gurken-Avocado-Gazpacho in Schalen oder Gläser füllen.

8. Nach Belieben mit zusätzlichem Koriander oder einer Limettenscheibe garnieren.

9. Genießen Sie diese belebende Gazpacho als leichte und kühle Vorspeise oder Suppe. Die Kombination aus Gurke und Avocado sorgt für ein herrliches Gleichgewicht der Aromen. Bei Bedarf nachwürzen.

47. Buchweizen-Gemüse-Rührbraten

- Portionen: 3

Zutaten:

- 180 g Buchweizennudeln, gekocht
- 150 Gramm Brokkoli-Röschen
- 1 Paprika, gestrichelt
- 1 Karotte, in Juliennestücke geschnitten
- 150 Gramm Zuckerschoten
- 30 Milliliter Tamari oder Sojasauce
- 15 Milliliter Sesamöl
- 15 Milliliter Reisessig
- 5 g Ingwer, gerieben
- 1 Knoblauchzehe, gehackt

Anweisungen:

1. Die Buchweizennudeln nach Packungsanweisung kochen. Sobald sie gekocht sind, beiseite stellen.

2. Die Paprika in Scheiben schneiden, die Karotte in Julienne schneiden und die Brokkoliröschen und Zuckerschoten beiseite stellen.

3. In einem Wok oder einer großen Pfanne 15 Milliliter Sesamöl bei mittlerer bis hoher Hitze erhitzen.

4. Brokkoliröschen, gestrichelte Paprika, in Scheiben geschnittene Karotten und Zuckerschoten in den Wok geben. 5-7 Minuten unter Rühren braten oder bis das

Gemüse zart und knackig ist.

5. In einer kleinen Schüssel 30 Milliliter Tamari oder Sojasauce, 15 Milliliter Reisessig, geriebenen Ingwer und gehackten Knoblauch vermischen.
6. Die gekochten Buchweizennudeln zu dem gebratenen Gemüse geben. Die vorbereitete Soße über die Nudeln und das Gemüse gießen.
7. Die Zutaten im Wok schwenken, bis die Nudeln gut mit der würzigen Sauce überzogen sind und das Gemüse gleichmäßig verteilt ist.
8. Servieren Sie dieses nahrhafte und glutenfreie Wokgericht aus Buchweizen und Gemüse als basisches Abendessen.
9. Genießen Sie die köstliche Kombination aus Buchweizennudeln und frischem Gemüse in einer pikanten Sauce. Dieses Gericht ist nicht nur lecker, sondern auch eine gesunde und sättigende Wahl für ein ausgewogenes Abendessen. Salz und Pfeffer nach Geschmack anpassen.

48. Gewürzsüßkartoffel- und Grünkohlsalat

- Portionen: 4

Zutaten:

- 500 g Süßkartoffeln, geschält und zerkleinert
- 4 Tassen Grünkohl, entstielt und zerkleinert
- 30 Gramm Kürbiskerne
- 30 Milliliter Olivenöl
- 5 Gramm Kreuzkümmelpulver
- 5 Gramm geräucherter Paprika
- Salz und Pfeffer nach Geschmack

Unterweisung:

1. Heizen Sie den Ofen auf 200°C vor.
2. Die Süßkartoffeln schälen und in Würfel schneiden.
3. In einer Schüssel die zerstampften Süßkartoffeln mit 30 Milliliter Olivenöl, Kreuzkümmel, geräuchertem Paprika, Salz und Pfeffer vermengen.
4. Die gewürzten Süßkartoffeln in einer einzigen Schicht auf einem Backblech verteilen. Im aufgewärmten Ofen 25-30 Minuten lang rösten, bis die Süßkartoffeln goldgelb und zart sind. Nach der Hälfte der Zeit umschwenken, damit sie gleichmäßig gar werden.

5. Während die Süßkartoffeln rösten, den gestrichenen Grünkohl in eine große Schüssel geben. Den Grünkohl mit etwas Olivenöl massieren, bis er weich wird.

6. Sobald die Süßkartoffeln gar sind, mischen Sie sie mit dem massierten Grünkohl. Kürbiskerne zu dem Gebräu hinzufügen.

7. Servieren Sie diesen warmen und gemütlichen Salat aus gewürzten Süßkartoffeln und Grünkohl.

8. Genießen Sie die köstliche Kombination aus gerösteten Süßkartoffeln und herzhaftem Grünkohl, gewürzt mit Kreuzkümmel und geräuchertem Paprika. Dieser Salat ist eine nahrhafte und schmackhafte Beilage oder eine leichte Mahlzeit. Mit Salz und Pfeffer abschmecken.

Dessert-Rezepte

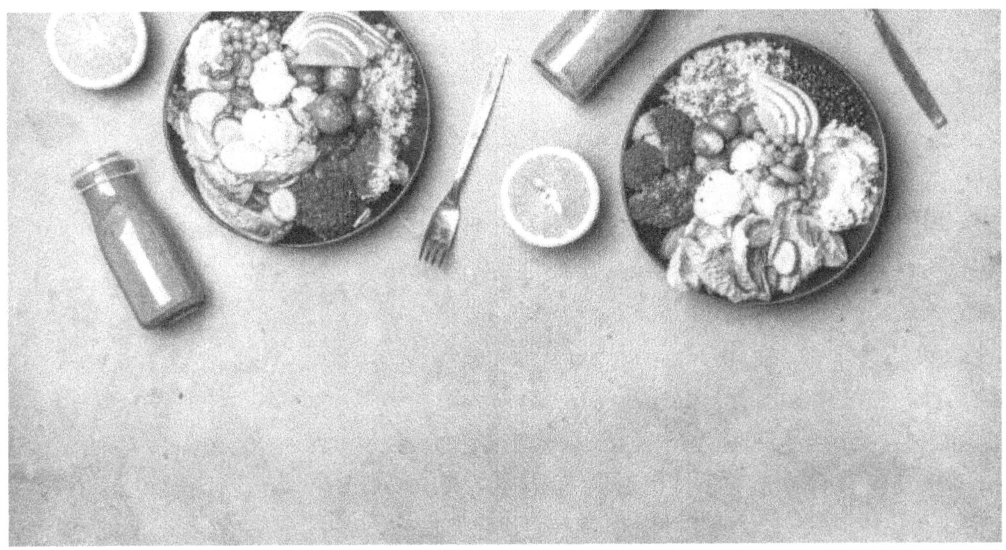

49. Gebratene Karotten-Kartoffel-Stäbchen

- Reicht für: 4

Zutaten:

- 2 Knoblauchzehen, gehackt
- 1 Schalotte, gewürfelt
- 1 Karotte, in dicke Streichholzstifte geschnitten
- 1 Kartoffel, in dicke Stäbchen geschnitten
- 1 Süßkartoffel, in dicke Stäbchen geschnitten
- 240 ml Gemüsebrühe
- 15 ml Olivenöl
- 30 g geröstete Erdnüsse mit Knoblauch, zerdrückt (zum Garnieren)
- Eine Prise Meersalz
- Eine Prise weißer Pfeffer

Anweisungen:

1. Olivenöl in einen Wok geben und bei mittlerer Hitze erhitzen.
2. Gehackten Knoblauch und in Scheiben geschnittene Schalotte in den erhitzten Wok geben.

3. Sautieren, bis der Knoblauch und die Schalotte schlaff werden und ihre aromatischen Aromen abgeben.

4. Karotten-, Kartoffel- und Süßkartoffelstäbchen in den Wok geben.

5. Unter Rühren braten, bis die meisten Streichhölzer leicht angebraten und golden sind.

6. Mit Gemüsebrühe aufgießen, so dass das Gemüse bedeckt ist.

7. Vorsichtig umrühren und den Wok mit einem Deckel abdecken.

8. Die Hitze auf die niedrigste Stufe reduzieren und köcheln lassen, bis die Süßkartoffeln gabelzart sind, etwa 20 Minuten.

9. Schalten Sie den Herd aus.

10. Schmecken Sie das Wokgericht ab und passen Sie die Gewürze mit einer Prise Meersalz und weißem Pfeffer an, falls nötig.

11. Servieren Sie das Wokgericht warm und garnieren Sie es mit gerösteten Erdnüssen, um den Geschmack und die Konsistenz zu verbessern.

50. Leinsamen-Chips

Zutaten:

- 50 g Leinsamenmehl
- 1 großes Ei
- 5 g Zwiebelpulver
- 20 ml Kokosnussöl
- 50 g Mandelmehl
- 20ml Wasser
- 20 ml Olivenöl
- Eine Prise Meersalz

Anweisungen:

1. In einer Schüssel Mandelmehl und Leinsamenschrot vermischen. Gut umrühren, dann das Ei hinzufügen und gründlich vermischen.

2. Wasser und Olivenöl in die Masse gießen und mit Salz und Zwiebelpulver würzen. Weiter mixen, bis die Zutaten eine teigige Konsistenz bilden.

3. Den Teig zwischen zwei Blätter Wachspapier legen. Den Teig mit einem Nudelholz so flachdrücken, dass er etwa so dick wie Cracker ist. Den plattgedrückten Teig in 20 gleich große Portionen schneiden.

4. In einer Pfanne Kokosöl bei mittlerer bis hoher Hitze erhitzen. Die Chips in der

Pfanne von jeder Seite 3 Minuten lang braten. Es wird empfohlen, dies in vier Chargen zu tun, um ein gleichmäßiges Garen zu gewährleisten. Die frittierten Chips auf einem Gitterrost abtropfen und vollständig abkühlen lassen.

51. Wassermelonen-Eis-Pops

- Portionen: 3 Portionen

Zutaten:

- 125 g Wassermelone, gewürfelt
- 15ml Honig
- 120ml Wasser

Anweisungen:

1. Die gewürfelte Wassermelone in einen Mixer geben.
2. Verarbeiten Sie die Wassermelone, bis sie zu einem glatten Püree wird.
3. Das Wassermelonenpüree in gleiche Portionen aufteilen und in Eiswürfelbehälter füllen.
4. Stellen Sie die Behälter in den Gefrierschrank und lassen Sie sie etwa 1 Stunde lang gefrieren, oder bis das Püree teilweise fest geworden ist.
5. In einer kleinen Schüssel den Honig und das Wasser vermischen. Gut umrühren, bis der Honig vollständig im Wasser aufgelöst ist.
6. Nach der ersten Gefrierphase nehmen Sie die teilweise gefrorenen Wassermelonen-Pops aus dem Gefrierschrank.
7. Die teilweise gefrorenen Wassermelonen-Pops mit der Honigmischung beträufeln.
8. Stecken Sie Eisstiele in die Mitte jedes Wassermelonen-Pops.
9. Die Wassermelonen-Pops für weitere 1 Stunde oder bis sie vollständig gefroren und fest sind, in den Gefrierschrank stellen.
10. Sobald die Eis-Wassermelonen-Pops fest sind, nehmen Sie sie aus dem Gefrierschrank.
11. Nehmen Sie die Pops vorsichtig aus den Eiswürfelbehältern heraus, und schon können Sie sie genießen.

Zutaten:

- 3 Bananen, in Drittel zerteilt
- 200 g dunkle Schokoladenstückchen
- 30 g Kokosraspeln
- 30 g Cashewnüsse, zerkleinert
- 15 ml Kokosnussöl

Anweisungen:

1. Kokosöl und Zartbitterschokoladenstückchen in einer hitzebeständigen Schüssel vermengen.
2. 20 Sekunden in die Mikrowelle stellen, umrühren und dann weitere 30 Sekunden in die Mikrowelle stellen, bis die Schokolade glatt und flüssig ist.
3. Jedes Bananenstück mit einem Eiszapfen aufspießen.
4. Tauchen Sie jede Banane in die geschmolzene Schokolade und stellen Sie sicher, dass sie gut überzogen ist.
5. Kokosraspeln und zerkleinerte Cashews über die mit Schokolade überzogene Banane streuen.
6. Legen Sie die Bananenlutscher auf ein Tablett oder einen Teller und stellen Sie sie für mindestens 2 Stunden in den Gefrierschrank.
7. Nach dem Einfrieren sind die Schoko-Bananen-Lollis bereit, gekühlt serviert zu werden.

53. Hausgemachte pikante Grünkohlchips

Zutaten:

- 120 g Grünkohlblätter, gewaschen, abgetropft
- 15 ml Olivenöl
- 15 g Knoblauchpulver
- 30 g Cayennepfeffer
- 10 g Meersalz

Anweisungen:

1. Heizen Sie den Ofen auf 180°C vor.
2. Ein Backblech mit Pergamentpapier auslegen.
3. In einer Schüssel die gewaschenen und abgetropften Grünkohlblätter mit Olivenöl, Knoblauchpulver, Cayennepfeffer und Meersalz vermischen.
4. Die gewürzten Grünkohlblätter auf dem vorbereiteten Backblech in einer einzigen Schicht anordnen.
5. Das Backblech in den vorgeheizten Ofen schieben und 15 Minuten lang backen, bis der Grünkohl knusprig ist.
6. Die Grünkohlchips vor dem Servieren etwa 10 Minuten abkühlen lassen.

54. Kokosnuss-Sahne-Torte

Zutaten:

- 1 vorgebackene Kuchenkruste

Für die Füllung:

- 240ml kalte Milch
- 125 g Kokosnussflocken
- 240ml Schlagsahne
- 2 Tassen Kokosnussfleisch
- 120ml kalte Kokosnussmilch
- 1 Päckchen Instant-Kokosnusscreme-Puddingmischung

Anweisungen:

1. In einer Rührschüssel Kokosmilch, kalte Milch und Instant-Kokosnusscreme-Puddingmischung vermengen.
2. Etwa 3 Minuten lang gut umrühren, bis der Pudding eindickt.
3. Heben Sie die Schlagsahne vorsichtig unter die Puddingmischung. Darauf achten, dass sie gleichmäßig eingearbeitet wird.
4. Die vorbereitete Füllung auf 2 separate Schalen verteilen.
5. Eine Portion der Füllung auf dem Boden des vorgebackenen Kuchenteigs verteilen.
6. Das Kokosnussfleisch auf die erste Portion der Füllung schichten.

7. Das restliche Puddinggemisch über das Kokosfleisch gießen und gleichmäßig verteilen.
8. Die fertige Kokosnusscremetorte mindestens 1 Stunde lang in den Kühlschrank stellen oder bis die Füllung fest ist und serviert werden kann.
9. Sobald der Kuchen fest ist, schneiden Sie ihn in gleich große Stücke.
10. Streuen Sie zusätzlich Kokosflocken über den Kuchen, um ihn zu verzieren.
11. Die Coconut Cream Pie-Scheiben auf einer Servierplatte anrichten.
12. Servieren Sie den Kuchen gekühlt und genießen Sie die köstliche Kombination aus cremiger Kokosnussfüllung und einer buttrigen Tortenkruste.

55. Basisches Beeren-Sorbet

- Portionen: 4

Zutaten:

- 300 g gemischte Beeren (Erdbeeren, Heidelbeeren, Himbeeren)
- 60 Milliliter Agavennektar
- Saft von 1 Zitrone
- 120 Milliliter Wasser

Anweisungen:

1. Messen und sammeln Sie 300 Gramm gemischte Beeren, 60 Milliliter Agavendicksaft, den Saft einer Zitrone und 120 Milliliter Wasser.
2. Die gemischten Beeren, den Agavendicksaft, den Zitronensaft und das Wasser in einen Mixer geben.
3. Pürieren Sie die Zutaten, bis Sie eine glatte und gut vermischte Konsistenz erreichen.
4. Die Beerenmischung in eine Eismaschine geben und nach den Anweisungen des Herstellers zubereiten. Dieser Schritt dauert normalerweise etwa 20-30 Minuten.
5. Das aufgeschlagene Sorbet in ein geeignetes Gefäß füllen und mindestens 4 Stunden lang einfrieren, damit es fest wird.
6. Sobald das Sorbet durchgefroren ist, können Sie es in Schalen oder Tüten füllen.
7. Genießen Sie den erfrischenden und natürlich gesüßten Geschmack dieses basischen Beerensorbets. Diese köstliche Leckerei ist nicht nur lecker, sondern auch eine gesündere Alternative zu herkömmlichen Desserts. Stellen Sie die Süße nach Ihrem Geschmack ein.

- Portionen: 2

Zutaten:

- 60 Gramm Chiasamen
- 480 Milliliter Mandelmilch
- 15 Milliliter Ahornsirup
- 2 reife Mangos, püriert

Anweisungen:

1. 60 Gramm Chiasamen, 480 Milliliter Mandelmilch, 15 Milliliter Ahornsirup abmessen und 2 reife Mangos pürieren.
2. In einer Schüssel die Chiasamen, die Mandelmilch und den Ahornsirup verquirlen, bis sie gut vermischt sind.
3. Die Schüssel abdecken und das Chiasamengemisch über Nacht oder für mindestens 4 Stunden in den Kühlschrank stellen, dabei gelegentlich umrühren. So können die Chiasamen die Flüssigkeit aufsaugen und eine puddingartige Konsistenz erreichen.
4. Sobald der Chia-Pudding eingedickt ist, kann er in Gläser oder Schalen gefüllt werden.
5. Das Mangopüree über den Chiasamenpudding gießen, so dass eine geschmackvolle und fruchtige Schicht entsteht.
6. Den zubereiteten Chiasamenpudding mit Mangopüree bis zum Servieren kühl stellen.
7. Gönnen Sie sich diesen cremigen und fruchtigen Chiasamenpudding als köstliches und nahrhaftes Dessert oder Frühstück. Die Kombination aus Chiasamen und Mangopüree sorgt für einen sättigenden und erfrischenden Genuss. Die Süße kann nach Belieben angepasst werden.

- Portionen: 3

Zutaten:

- 2 reife Avocados
- 30 Gramm Kakaopulver
- 60 Milliliter Agavennektar
- 5 Milliliter Vanilleextrakt
- Eine Prise Meersalz
- Frische Beeren zum Garnieren

Wegbeschreibung:

1. 2 reife Avocados schälen und entkernen. 30 Gramm Kakaopulver, 60 Milliliter Agavennektar und 5 Milliliter Vanilleextrakt abmessen. Außerdem eine Prise Meersalz und frische Beeren zum Garnieren sammeln.
2. Die geschälten und entkernten Avocados, das Kakaopulver, den Agavennektar, den Vanilleextrakt und eine Prise Meersalz in einen Mixer geben.
3. Die Zutaten pürieren, bis die Masse glatt und cremig ist und keine Klümpchen mehr aufweist.
4. Die Schokoladen-Avocado-Mousse in Servierschalen oder Gläser füllen.
5. Die Mousse mindestens 2 Stunden lang im Kühlschrank kühlen. Dadurch wird die Mousse fester und erhält eine bessere Textur.
6. Vor dem Servieren die gekühlte Mousse au Chocolat mit frischen Beeren garnieren, um den Geschmack zu verstärken und eine ansprechende Optik zu erzielen.
7. Gönnen Sie sich diese dekadente basische Schokoladenmousse und genießen Sie die reichhaltige und cremige Textur, die durch die Kombination von Avocados und Kakao entsteht. Passen Sie die Süße nach Ihrem Geschmack an.

- Portionen: 12

Zutaten:

- 120 Gramm Kokosraspeln
- 60 Gramm Mandeln
- Schale von 2 Limetten
- Saft von 1 Limette
- 60 Milliliter Kokosnussöl, geschmolzen
- 60 Milliliter Agavennektar

Anweisungen:

1. 120 Gramm Kokosraspeln, 60 Gramm Mandeln, Schale von 2 Limetten, Saft von 1 Limette, 60 Milliliter geschmolzenes Kokosöl und 60 Milliliter Agavendicksaft abmessen.
2. Die Kokosraspeln und Mandeln in einer Küchenmaschine fein mahlen. Die Konsistenz sollte groben Krümeln ähneln.
3. Die Limettenschale und den Limettensaft zu dem Kokosnuss-Mandel-Gemisch in der Küchenmaschine geben.
4. Das geschmolzene Kokosöl und den Agavennektar in die Küchenmaschine geben.
5. Die Zutaten so lange mixen, bis sie einen klebrigen Teig ergeben. Die Konsistenz sollte so sein, dass Sie die Masse leicht zu mundgerechten Kugeln rollen können.
6. Teig portionieren und zu mundgerechten Kugeln formen. Die Kugeln auf ein mit Pergamentpapier ausgelegtes Blech legen.
7. Die Kokosnuss-Limetten-Energiehappen mindestens 1 Stunde lang im Kühlschrank kühlen. So werden sie fester und stabiler.
8. Nach dem Kühlen sind diese pikanten und nahrhaften Kokosnuss-Limetten-Energiehappen bereit, als köstlicher und energiereicher Snack genossen zu werden. Die Süße kann nach Belieben angepasst werden.

59. Banane und Mandelbutter Nizza-Creme

- Portionen: 4

Zutaten:

* 600 g reife Bananen, gestückelt und gefroren
* 60 Gramm Mandelbutter
* 5 Milliliter Vanilleextrakt
* 30 Milliliter Mandelmilch

Anweisungen:

1. Schneiden Sie 600 g reife Bananen in Scheiben und frieren Sie die Scheiben ein, bis sie fest sind. 60 Gramm Mandelbutter, 5 Milliliter Vanilleextrakt und 30 Milliliter Mandelmilch abmessen.
2. Die gefrorenen Bananenscheiben in einem Mixer zerkleinern.
3. Mandelbutter und Vanilleextrakt mit den gefrorenen Bananen in den Mixer geben.
4. Die Mandelmilch in den Mixer geben.
5. Die Zutaten pürieren, bis sie eine glatte und cremige Konsistenz haben. Bei Bedarf mehr Mandelmilch hinzufügen, um das Pürieren zu erleichtern.
6. Die schöne Creme in ein gefriergeeignetes Gefäß füllen.
7. Die Creme 2-3 Stunden lang einfrieren oder bis sie eine löffelbare Konsistenz erreicht hat.
8. Sobald sie gefroren ist, können Sie die schöne Bananen-Mandel-Butter-Creme in Schalen oder Tüten füllen. Genießen Sie diese cremige und schuldfreie Leckerei, die die Süße der Bananen mit dem vollen Geschmack der Mandelbutter kombiniert. Die Süße kann je nach Geschmack angepasst werden.

60. Bratäpfel mit Zimt

* Portionen: 4

Zutaten:

* 4 Äpfel, entkernt und halbiert
* 5 Gramm Zimt
* 15 Milliliter Kokosnussöl, geschmolzen
* 30 Milliliter Agavennektar
* Gestrichene Nüsse zum Garnieren

Anweisungen:

1. Heizen Sie den Ofen auf 180°C vor.
2. 4 Äpfel entkernen und halbieren. Die Äpfel mit der Schnittfläche nach oben in eine Auflaufform legen.
3. In einer kleinen Schüssel 5 Gramm Zimt, 15 Milliliter geschmolzenes Kokosnussöl und 30 Milliliter Agavendicksaft vermischen, bis alles gut vermischt ist.
4. Die Apfelhälften gleichmäßig mit der Mischung aus Zimt, Kokosöl und Agavendicksaft bestreichen. Darauf achten, dass jeder Apfel bedeckt ist.
5. Im vorgeheizten Ofen 20-25 Minuten backen oder bis die Äpfel weich sind. Die Backzeit kann je nach Art der verwendeten Äpfel variieren.
6. Nach dem Backen die warmen und gemütlichen Brataäpfel mit gestrichenen Nüssen bestreuen, um sie knackiger und schmackhafter zu machen.
7. Servieren Sie diese köstlichen Brataäpfel mit Zimt als gemütlichen und nahrhaften Nachtisch oder Snack. Passen Sie die Süße nach Ihrem Geschmack an. Genießen Sie die köstliche Kombination aus zarten, zimtgetränkten Äpfeln mit einem Hauch von Nüssen.

61. Himbeer-Kokosnuss-Chia-Pudding-Parfait

- Portionen: 2

Zutaten:

- 80 Gramm Chiasamen
- 480 Milliliter Kokosnussmilch
- 15 Milliliter Agavennektar
- 150 g frische Himbeeren
- 30 Gramm Kokosraspeln

Anweisungen:

1. In einer Schüssel 80 Gramm Chiasamen, 480 Milliliter Kokosmilch und 15 Milliliter Agavendicksaft verquirlen, bis alles gut vermischt ist.
2. Die Schüssel abdecken und den Chia-Pudding über Nacht oder für mindestens 4 Stunden in den Kühlschrank stellen, dabei gelegentlich umrühren. So können die Chiasamen die Flüssigkeit aufnehmen und eine puddingartige Konsistenz erreichen.

3. Sobald der Chia-Pudding eingedickt ist, nehmen Sie Serviergläser und beginnen Sie, den Chia-Pudding mit frischen Himbeeren zu schichten.

4. Einen Teil der frischen Himbeeren auf die Chia-Puddingschicht geben.

5. Den Vorgang wiederholen und dabei abwechselnd Chia-Pudding und frische Himbeeren aufschichten, bis die Gläser gefüllt sind.

6. Beenden Sie das Parfait mit Kokosraspeln, um die Konsistenz und den Geschmack zu verbessern.

7. Präsentieren Sie dieses köstliche und visuell ansprechende Himbeer-Kokosnuss-Chia-Pudding-Parfait. Genießen Sie die Kombination aus cremigem Chia-Pudding, leuchtenden Himbeeren und dem tropischen Hauch von Kokosraspeln. Passen Sie die Süße nach Ihrem Geschmack an.

62. Pfirsich-Minze-Sorbet

- Portionen: 4

Zutaten:

- 600 g reife Pfirsiche, geschält und zerstückelt
- 15 Gramm frische Minzblätter
- 60 Milliliter Agavennektar
- Saft von 1 Limette

Anweisungen:

1. 600 g reife Pfirsiche schälen und in Scheiben schneiden. 15 Gramm frische Minzblätter, 60 Milliliter Agavennektar und den Saft einer Limette abmessen.

2. In einem Mixer die zerkleinerten Pfirsiche, die frischen Minzblätter, den Agavennektar und den Limettensaft mixen.

3. Pürieren Sie die Zutaten, bis Sie eine glatte und gut vermischte Sorbetgrundlage erhalten.

4. Die Pfirsich-Minz-Sorbet-Mischung in eine Eismaschine geben und nach den Anweisungen des Herstellers kalt stellen. Dies dauert in der Regel etwa 20-30 Minuten.

5. Das aufgeschlagene Sorbet in einen Behälter füllen und mindestens 4 Stunden lang einfrieren oder bis es eine feste Konsistenz erreicht hat.

6. Sobald es gefroren ist, können Sie das natürlich gesüßte und kräuterartige Pfirsich-Minze-Sorbet in Schalen oder Tüten schöpfen. Genießen Sie die erfrischende

Kombination aus Pfirsichen und Minze in diesem köstlichen gefrorenen Genuss.
Süße je nach Geschmack einstellen.

Smoothies

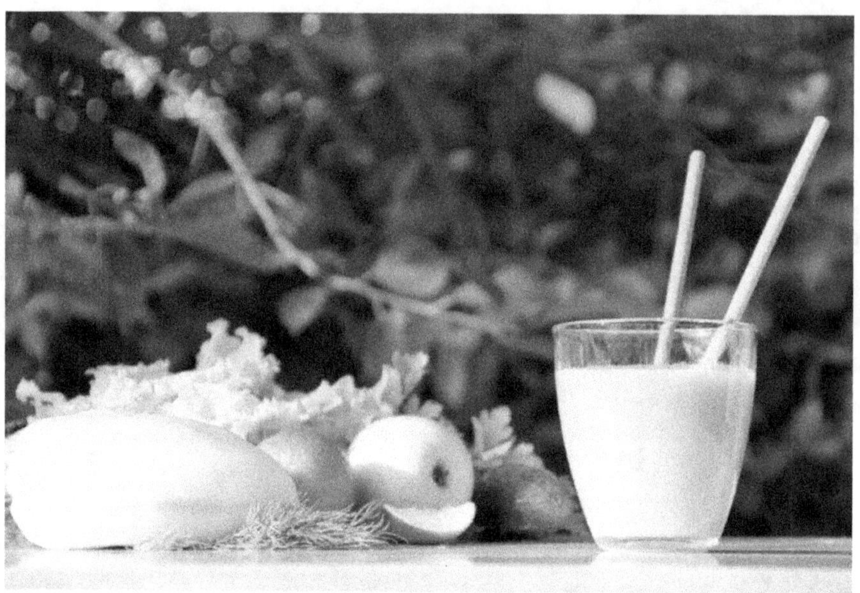

63. Erfrischender Zitronen-Melonen-Smoothie

- Servieren: 2

Zutaten:

- 400 ml Kokosnuss- oder Mandelmilch
- 125 g Melone, gestückelt
- 1/2 Avocado, geschält und entkernt
- 1/2 Salatgurke, geschält und gestückelt
- Eiswürfel (Erwägen Sie die Herstellung von Ingwereiswürfeln für mehr Geschmack und Wohlbefinden)
- Saft von 2 Limetten (mit einer einfachen Zitronenpresse auspressen)
- 15 Gramm Kokosnussöl, verflüssigt

Anweisungen:

7. Bereiten Sie zunächst alle Zutaten vor und achten Sie darauf, dass die Melone zerdrückt, die Avocado entkernt und die Gurke zerdrückt ist.
8. In einem Mixer die Kokos- oder Mandelmilch, die gestückelte Melone, die geschälte und entkernte Avocado, die gestückelte Gurke und die Eiswürfel mixen.

9. Drücken Sie den Saft von zwei Limetten in den Mixer. Wenn Sie Ingwer-Eiswürfel vorbereitet haben, fügen Sie sie in diesem Stadium hinzu, um einen zusätzlichen Schub an Geschmack und Wohlbefinden zu erhalten.
10. Pürieren Sie die Masse, bis sie glatt ist, und achten Sie darauf, dass alle Zutaten gut eingearbeitet sind.
11. Sobald der Smoothie gut gemixt ist, das verflüssigte Kokosnussöl in den Mixer geben.
12. Nochmals kurz pürieren, um das Kokosöl mit den anderen Zutaten zu verbinden.
13. Halten Sie den Mixer an und rühren Sie das Gebräu gut um, damit sich die Aromen gleichmäßig verteilen.
14. Den erfrischenden Zitronen-Melonen-Smoothie in Gläser gießen.
15. Nehmen Sie sich einen Moment Zeit, um die Frische auszukosten und Ihr belebendes Getränk zu genießen.

64. Quinoa-Smoothie mit viel Eiweiß

- Servieren: 2

Zutaten:

- 125 Gramm Quinoa, gekocht
- 15 Gramm Hanfsamenpulver
- 500 ml Haselnussmilch
- Eine Handvoll Grünkohlblätter, gewaschen
- Saft von 2 Limetten
- 60 Gramm Granatapfelkerne
- ein paar Bananenscheiben
- Stevia zum Süßen, falls erforderlich

Anweisungen:

1. Kochen Sie zunächst die Quinoa nach den Anweisungen auf der Packung und stellen Sie sicher, dass sie vollständig gekocht und abgekühlt ist, bevor Sie sie für den Smoothie verwenden.
2. Die gekochte Quinoa, das Hanfsamenpulver, die Haselnussmilch, die gewaschenen Grünkohlblätter, den Limettensaft, die Granatapfelkerne und die Bananenscheiben in einen Mixer geben.
3. Pürieren Sie das Gebräu, bis es glatt ist, und achten Sie darauf, dass alle Zutaten

gut miteinander verbunden sind.

4. Den Smoothie abschmecken und bei Bedarf mit Stevia süßen, je nach Vorliebe.
5. Wenn der Smoothie nach Ihrem Geschmack gesüßt ist, pürieren Sie ihn noch einmal kurz, um das Stevia einzuarbeiten.
6. Halten Sie den Mixer an und rühren Sie die Masse gut um, damit sie glatt und klumpenfrei ist.
7. Gießen Sie den proteinreichen Quinoa-Smoothie in Gläser.
8. Nehmen Sie sich einen Moment Zeit, um die Geschmacksmischung zu genießen und sich an diesem nahrhaften und energiespendenden Getränk zu erfreuen.

65. Ausgewogener Erdbeer-Kokosnuss-Smoothie

- Servieren: 2

Zutaten:

- 125 Gramm Bio-Erdbeeren
- 500 ml Kokosnusswasser
- 1,25 cm Ingwer, geschält
- 2 Grapefruits, geschält
- 30 Gramm Hanfsamen oder Chiasamenpulver

Anweisungen:

1. Waschen und schälen Sie zunächst die Bio-Erdbeeren.
2. Die Erdbeeren, das Kokoswasser, den geschälten Ingwer, die geschälten Grapefruits und die Hanfsamen oder das Chiasamenpulver in einen Mixer geben.
3. Pürieren Sie das Gebräu, bis es eine glatte Konsistenz hat.
4. Schmecken Sie den Smoothie und passen Sie die Süße oder Dicke an, indem Sie mehr Kokoswasser oder Süßstoff hinzufügen, falls gewünscht.
5. Wenn Sie mit dem Geschmack und der Konsistenz zufrieden sind, mixen Sie noch einmal kurz, um sicherzustellen, dass alle Zutaten gut eingearbeitet sind.
6. Halten Sie den Mixer an und prüfen Sie die Konsistenz des Smoothies. Wenn er zu dickflüssig ist, können Sie mehr Kokosnusswasser hinzufügen und erneut mixen.
7. Gießen Sie den mäßig basischen Erdbeer-Kokos-Smoothie in Gläser.
8. Für eine zusätzliche Erfrischung mit Eiswürfeln servieren.
9. Nehmen Sie sich einen Moment Zeit, um die tropischen Aromen und die

gesundheitlichen Vorteile dieses hydratisierenden und alkalisierenden Smoothies zu genießen.

66. Kirsch-Beeren-Glückseligkeits-Smoothie

* Servieren: 2

Zutaten:

* 125 g Kirschen, entsteint
* 125 g Rote Bete, geschält und gestückelt
* 250 ml gefiltertes alkalisches Wasser
* 250 ml Kokosnussmilch
* 15 Gramm Kokosnussöl
* Eine Prise Bio-Vanillepulver
* Eine Prise Zimt
* Eine Prise Stevia (optional, je nach gewünschter Süße)
* Minzblätter und Limettenscheiben zum Garnieren

Anweisungen:

1. Zuerst die Kirschen entsteinen und schälen, dann die Rüben würfeln.
2. In einem Mixer die entsteinten Kirschen, die gestrichenen Rüben, das gefilterte basische Wasser und die Kokosnussmilch vermischen.
3. Pürieren Sie das Gebräu, bis es glatt ist. Passen Sie die Konsistenz an, indem Sie mehr Kokosmilch hinzufügen, wenn Sie eine cremigere Textur bevorzugen.
4. Kokosnussöl, Bio-Vanillepulver und eine Prise Zimt in den Mixer geben.
5. Wenn Sie einen süßeren Geschmack bevorzugen, fügen Sie eine Prise Stevia hinzu und passen Sie die Menge nach Ihrem Geschmack an.
6. Nochmals kurz pürieren, um sicherzustellen, dass alle Zutaten gut eingearbeitet sind.
7. Den Mixer anhalten und den Geschmack prüfen und die Süße oder Dicke nach Wunsch anpassen.
8. Garnieren Sie den Smoothie mit frischen Minzblättern und Limettenscheiben, um ihm einen Hauch von Frische zu verleihen.
9. Den Kirsch-Rüben-Smoothie in Gläser gießen.
10. Nehmen Sie sich einen Moment Zeit, um die leuchtenden Farben und den köstlichen Geschmack dieses nährstoffreichen Smoothies zu genießen.

- Portionen: 1-2

Zutaten:

- 1 große Salatgurke, geschält
- 1 kleine Avocado, geschält und entkernt
- 1 Karotte, geschält
- Eine Handvoll Koriander
- 250 ml dicke Kokosnussmilch
- Eine Handvoll roher Mandeln
- 15 ml Olivenöl
- Himalayasalz nach Geschmack
- Eine kleine Chiliflocke (optional, wenn Sie es scharf mögen)

Anweisungen:

1. Zunächst die Gurke schälen, die Avocado schälen und entkernen und die Karotte schälen.
2. Die geschälte Gurke, die geschälte und entkernte Avocado, die geschälte Karotte, den Koriander, die dicke Kokosmilch, die rohen Mandeln, das Olivenöl und eine Prise Himalaya-Salz in einen Mixer geben.
3. Wenn Sie es etwas schärfer mögen, geben Sie eine kleine Chiliflocke in den Mixer.
4. Alle Zutaten pürieren, bis sie eine glatte Konsistenz haben.
5. Probieren Sie das Gebräu und passen Sie die Gewürze an, indem Sie bei Bedarf mehr Himalaya-Salz hinzufügen.
6. Entscheiden Sie, ob Sie ihn als traditionellen Smoothie oder als Suppe im Smoothie-Stil genießen möchten.
7. Für einen Smoothie servieren Sie ihn sofort in einem Glas.
8. Für eine Suppe können Sie sie entweder roh servieren oder unter gelegentlichem Umrühren auf dem Herd leicht erhitzen, bis sie die gewünschte Temperatur erreicht hat.
9. Nach Belieben mit zusätzlichem Koriander oder einer Gurkenscheibe garnieren.
10. Nehmen Sie sich einen Moment Zeit, um die einzigartige Geschmackskombination und den Komfort dieser grünen Mineral-Smoothie-Suppe zu genießen.

* Servieren: 2

Zutaten:

* 1 Grapefruit, geschält
* 250 ml Kokosnusswasser
* 3 Möhren, geschält
* 3 Tomaten, geschält
* 2,5 cm Kurkuma, geschält

Anweisungen:

1. Schälen Sie zunächst die Grapefruit, die Karotten, die Tomaten und die Kurkuma.
2. Die geschälte Grapefruit, das Kokosnusswasser, die geschälten Karotten, die geschälten Tomaten und die geschälte Kurkuma in einen Mixer geben.
3. Pürieren Sie die Zutaten, bis Sie eine glatte Konsistenz erreichen.
4. Sobald der Smoothie gut vermischt ist, überprüfen Sie die Konsistenz und passen Sie die Dicke an, indem Sie bei Bedarf mehr Kokosnusswasser hinzufügen.
5. Gießen Sie den basischen Smoothie für strahlende Haut in Gläser.
6. Nehmen Sie sich einen Moment Zeit, um die leuchtenden Farben und das erfrischende Aroma zu genießen.
7. Trinken Sie, um eine schöne Haut und eine gesund aussehende Bräune zu erhalten.
8. Genießen Sie die nährenden Vorteile dieses einfachen, aber wirkungsvollen Sommer-Smoothies.

69. Beruhigender, entzündungshemmender, würziger Smoothie

* Servieren: 1-2

Zutaten:

Haupt-Smoothie:

* 15 Gramm Kokosnussöl
* 2,5 cm Ingwerwurzel

- 5 Gramm Zimtpulver
- 5 Gramm Kardamom (zum Aufgießen der Mandelmilch)
- 5 Gramm Muskatnuss (zum Aufgießen der Mandelmilch)
- 1 Beutel Rooibostee (oder etwa 10 Gramm lose Rooibosblätter)
- Eine Handvoll Mandeln (mindestens ein paar Stunden in Wasser eingeweicht)
- Eine Handvoll Walnüsse (mindestens ein paar Stunden in Wasser eingeweicht)
- 15 Gramm Chiasamen
- 500 ml Mandelmilch (ungesüßt)
- Halbe Avocado, geschält und entkernt

Optionale Zutaten:

- Eine Handvoll Grünkohl oder 15 Gramm Grünpulver
- 2,5 g Maca-Pulver für mehr Energie
- 5 g Stevia zum Süßen, falls erforderlich

Anweisungen:

1. Mandelmilch bei mittlerer Hitze aufkochen. Sobald sie leicht kocht, Rooibostee, Kardamom, Muskatnuss und Ingwer hinzufügen. Tipp: Sie können mehr Milch aufgießen und im Kühlschrank aufbewahren, um ein köstliches, eigenständiges Getränk zu erhalten. Dasselbe lässt sich auch mit Kokosmilch machen.
2. Lassen Sie die würzige Mandelmilch etwas abkühlen, seihen Sie sie ab und geben Sie sie in einen Mixer.
3. Geben Sie die Hauptzutaten für den Smoothie in den Mixer: Avocado, eingeweichte Mandeln, eingeweichte Walnüsse und gegebenenfalls Grünzeug (Grünkohl oder Grünpulver).
4. Gut mixen, bis eine glatte Konsistenz erreicht ist.
5. Fügen Sie Zimtpulver und Stevia (optional) zum Süßen hinzu, zusammen mit Kokosöl, Chiasamen und weiteren Zutaten wie Maca-Pulver.
6. Nochmals kurz pürieren, um sicherzustellen, dass alle Zutaten gut miteinander verbunden sind.
7. Servieren Sie den wohltuenden, entzündungshemmenden, würzigen Smoothie leicht gekühlt.
8. Nehmen Sie sich einen Moment Zeit, um die cremige Konsistenz und die aromatische Gewürzmischung zu genießen.
9. Genießen Sie diesen nährenden und energiespendenden Smoothie als koffeinfreie Alternative für einen köstlichen Muntermacher am Nachmittag.

- Servieren: 2

Zutaten:

- 250 ml Mandelmilch oder Kokosnussmilch (roh, ungesüßt)
- 1 Grapefruit, geschält
- 1 Kiwi, geschält
- 1 Avocado, geschält und entkernt
- 1 grüner Apfel, in kleinere Stücke geschnitten
- Ein paar Blätter frische Minze
- Optional: Stevia zum Süßen, falls erforderlich

Anweisungen:

1. Schälen Sie zunächst die Grapefruit, die Kiwi und die Avocado.
2. In einem Mixer die Mandel- oder Kokosmilch, die geschälte Grapefruit, die geschälte Kiwi, die geschälte und entkernte Avocado, die in Stücke geschnittenen grünen Äpfel und die frischen Minzblätter vermischen.
3. Die Zutaten so lange mixen, bis eine homogene Masse entstanden ist.
4. Schmecken Sie den Smoothie ab und passen Sie die Süße durch Zugabe von Stevia an, falls gewünscht. Entscheiden Sie sich für natürliches Stevia-Pulver, um die in kommerziellen Versionen enthaltenen Chemikalien zu vermeiden.
5. Nochmals kurz pürieren, um das Stevia einzuarbeiten und eine gleichmäßige Konsistenz zu gewährleisten.
6. Gießen Sie den leuchtenden Vitamin-C-Power-Smoothie in Gläser.
7. Nehmen Sie sich einen Moment Zeit, um das erfrischende Aroma und den fruchtigen Geschmacksausbruch zu genießen.
8. Schlürfen und genießen Sie diesen nährstoffreichen Smoothie, der nicht nur Ihren Körper und Geist mit neuer Energie versorgt, sondern auch verschiedene wichtige Funktionen wie Eisenaufnahme, Gesundheit des Immunsystems, Herz-Kreislauf-Gesundheit, Kollagensynthese und antioxidative Aktivitäten unterstützt.
9. Genießen Sie die köstlichen und nährenden Vorteile dieses Vitamin-C-reichen Smoothies!

- Servieren: 2

Zutaten:

- 250 ml Pu-Erh-Tee, abgekühlt
- 250 ml Mandelmilch (ungesüßt)
- Ein paar Ananasscheiben (optional)
- 125 Gramm Heidelbeeren
- 1 große Grapefruit, geschält
- Eine Handvoll Blattspinat
- Optional: Stevia zum Süßen

Anweisungen:

1. Beginnen Sie damit, den Pu-Erh-Tee zu kühlen, wenn er nicht bereits gekühlt ist.
2. Den abgekühlten Pu-Erh-Tee, die Mandelmilch, die Ananasscheiben (optional), die Blaubeeren, die geschälte Grapefruit und den Blattspinat in einen Mixer geben.
3. Pürieren Sie die Zutaten, bis Sie eine glatte Konsistenz erreichen.
4. Den Smoothie abschmecken und nach Wunsch mit Stevia süßen. Passen Sie die Süße je nach Vorliebe an.
5. Wenn Sie eine kühlere Temperatur bevorzugen, geben Sie Eiswürfel in den Mixer. Für einen zusätzlichen Entgiftungsschub können Sie auch Ingwereiswürfel verwenden.
6. Nochmals kurz pürieren, um die Stevia- und Eiswürfel einzuarbeiten.
7. Gießen Sie den fettverbrennenden Antioxidantien-Smoothie in Gläser.
8. Nehmen Sie sich einen Moment Zeit, um die leuchtenden Farben und das erfrischende Aroma zu genießen.
9. Genießen Sie diesen köstlichen und nahrhaften Smoothie, der besonders für diejenigen zu empfehlen ist, die abnehmen und Fett verbrennen wollen.
10. Lassen Sie den Pu-Erh-Tee für sich und Ihren Körper wirken, während Sie die köstlichen Aromen dieses fettverbrennenden Gebräus genießen.

- Servieren: 2

Zutaten:

- 500 ml Haselnussmilch
- 125 Gramm Kokosraspeln
- ein paar Bananenscheiben
- Halbe Avocado, geschält und zerkleinert
- Eine Handvoll Spinatblätter, gewaschen
- Saft von 2 Limetten
- 2 Zimtstangen
- Optional: Eiswürfel

Anweisungen:

1. In einem Mixer die Haselnussmilch, die Kokosraspeln, die Bananenscheiben, die zerdrückte Avocado, die gewaschenen Spinatblätter und den Limettensaft vermischen.
2. Pürieren Sie die Zutaten, bis Sie eine glatte und cremige Konsistenz erreichen.
3. Sie können auch Eiswürfel in den Mixer geben, wenn Sie einen kälteren Smoothie bevorzugen.
4. Sobald der Smoothie püriert ist, zwei Zimtstangen in das Gebräu geben.
5. Lassen Sie den Smoothie einige Stunden lang mit Zimtaroma durchziehen. Es ist besser, den durchzogenen Smoothie während dieser Zeit im Kühlschrank aufzubewahren, damit er erfrischend und aromatisch ist.
6. Vor dem Verzehr die Zimtstangen entfernen.
7. Gießen Sie den nussigen White Dream Energy Smoothie in Gläser.
8. Nehmen Sie sich einen Moment Zeit, um die köstliche Kombination aus Haselnuss, Kokosnuss und Zimt zu genießen.
9. Schlürfen und genießen Sie diesen einzigartigen und energiereichen Smoothie, der Ihr Repertoire an basischen Smoothies um eine köstliche Variante erweitert.
10. Trinken Sie auf Ihre Gesundheit und genießen Sie die kreativen und nahrhaften Vorteile dieses nussigen White Dream Energy Smoothie!

- Servieren: 1-2

Zutaten:

- 1 große Grapefruit, geschält und halbiert
- 250 ml Wasser (gefiltert, vorzugsweise alkalisch)
- 2,5 cm Ingwer, geschält
- 15 Gramm Kokosnussöl
- 2,5 g Maca-Pulver
- Stevia zum Süßen, falls gewünscht

Anweisungen:

1. Die geschälte und halbierte Grapefruit, das gefilterte Wasser, den geschälten Ingwer, das Kokosnussöl und das Maca-Pulver in einen Mixer geben.
2. Pürieren Sie die Zutaten, bis Sie eine glatte Konsistenz erreichen.
3. Den Smoothie abschmecken und nach Wunsch mit Stevia süßen. Passen Sie die Süße je nach Vorliebe an.
4. Nochmals kurz pürieren, um das Stevia einzuarbeiten.
5. Gießen Sie den Hormone Rebalancer Natural Energy Smoothie in Gläser.
6. Nehmen Sie sich einen Moment Zeit, um das erfrischende Zitrusaroma und die anregende Kombination der Zutaten zu genießen.
7. Schlürfen und genießen Sie diesen nährstoffreichen Smoothie, der nicht nur den Hormonhaushalt unterstützt, sondern auch einen natürlichen und köstlichen Energieschub liefert.
8. Lassen Sie diesen Smoothie zu einer köstlichen Ergänzung Ihrer Routine für Ihr allgemeines Wohlbefinden werden.
9. Servieren und genießen!

74. Erfrischender Grünkohl-Power-Smoothie

- Servieren: 2

Zutaten:

- 250 ml Wasser, gefiltert, vorzugsweise alkalisch

- Saft von 2 Zitronen (mit einer einfachen Zitronenpresse auspressen)
- 1 Tasse Grünkohlblätter
- 2 Birnen, geschält und in kleinere Stücke geschnitten
- 30 Gramm Kokosnussöl, verflüssigt
- Optional: Stevia zum Süßen

Anweisungen:

1. Das gefilterte Wasser, den Zitronensaft, die Grünkohlblätter und die geschälten, zerstückelten Birnen in einen Mixer geben.
2. Pürieren Sie die Zutaten, bis Sie eine glatte und leuchtend grüne Konsistenz erhalten.
3. Das verflüssigte Kokosnussöl in den Mixer geben.
4. Wenn Sie einen süßeren Geschmack bevorzugen, fügen Sie nach Belieben Stevia hinzu.
5. Nochmals kurz pürieren, um sicherzustellen, dass alle Zutaten gut miteinander verbunden sind.
6. Halten Sie den Mixer an und rühren Sie das Gemisch gut um, damit es eine glatte und homogene Konsistenz erhält.
7. Gießen Sie den erfrischenden Grünkohl-Power-Smoothie in Gläser.
8. Nehmen Sie sich einen Moment Zeit, um die leuchtenden Farben und den belebenden Duft zu genießen.
9. Genießen Sie diesen nährstoffreichen Smoothie, der die alkalisierende Kraft des Grünkohls mit der natürlichen Süße von Birnen kombiniert.
10. Lassen Sie diesen Smoothie zu einer köstlichen und nahrhaften Ergänzung Ihres Tages werden, die Ihren Körper mit optimaler Energie und Vitalität versorgt.

75. Grünes Vitalitätselixier für unendliche Energie

- Servieren: 1-2

Zutaten:

- 250 ml Kokosnusswasser (ungesüßt)
- 125 ml Bio-Kokosnusscreme (oder dicke Kokosnussmilch)
- Halbe Avocado, geschält und entkernt
- 60 Gramm Spinat
- 60 g anderes Blattgemüse Ihrer Wahl (z. B. Grünkohl)

- 1 Salatgurke, geschält und gestückelt
- 15 Gramm Basilikum
- 30 Gramm Koriander
- Saft von 1 Limette
- 5 Gramm Maca-Pulver
- 5 Gramm Chiasamen
- Eine Prise Chilipulver
- Eine Prise Himalayasalz
- 250 ml gefiltertes, vorzugsweise alkalisches Wasser (optional, je nach gewünschter Dicke)

Anweisungen:

1. Gurke, Avocado und Blattgemüse (Spinat und andere Gemüsesorten) in einen Mixer geben.
2. Kokosnusswasser und Kokosnusscreme in den Mixer geben.
3. Pürieren, bis die Masse eine glatte Konsistenz hat.
4. Basilikum, Koriander, Macapulver, Chiasamen, Chilipulver und Himalayasalz in den Mixer geben.
5. Den Saft von 1 Limette in das Gebräu pressen.
6. Erneut mixen, bis alle Zutaten gut eingearbeitet sind.
7. Probieren Sie das Elixier und passen Sie die Stärke an, indem Sie gefiltertes basisches Wasser hinzufügen, falls gewünscht.
8. Noch einmal mixen, bis die gewünschte Konsistenz erreicht ist.
9. Gießen Sie es in Gläser und genießen Sie die verjüngende Wirkung dieses grünen Vitalitätselixiers.

Schlussfolgerung

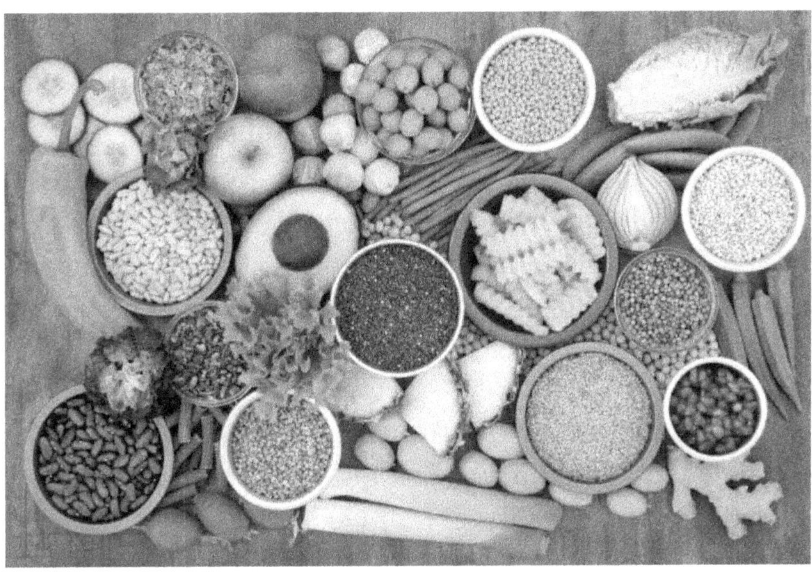

Da wir nun den Höhepunkt unserer Erkundung der transformativen Welt der basischen Ernährung erreicht haben, möchte ich mich herzlich dafür bedanken, dass Sie mich auf dieser tiefgreifenden Reise begleitet haben. Auf diesen Seiten haben wir uns mit den Grundprinzipien der basischen Ernährung beschäftigt, die Geheimnisse des pH-Gleichgewichts gelüftet und eine Fülle von Geschmacksrichtungen entdeckt, die mit dem natürlichen Rhythmus unseres Körpers harmonieren. Jetzt, am Ende unserer gemeinsamen Zeit, ist es wichtig, über die unschätzbaren Erkenntnisse nachzudenken, die wir gewonnen haben, und über den dynamischen Weg, der vor uns liegt.

Während der gesamten "Natürlich Basisch! Basische Ernährung" war die durchschlagende Botschaft klar: Gesundheit ist eine Reise, kein Ziel, und die Basische Ernährung ist Ihr zuverlässiger Begleiter auf dieser Odyssee. Sie ist eine Umarmung des Gleichgewichts, ein Bündnis mit der Nahrung, das über den bloßen Akt des Essens hinausgeht. Es ist ein Lebensstil - eine Ode an Vitalität und Wohlbefinden, die in jedem Rezept, jedem Tipp und jedem ermutigenden Wort auf diesen Seiten widerhallt.

Wir haben uns auf diese Expedition begeben, weil wir uns der gesundheitlichen Probleme bewusst waren, mit denen wir täglich zu kämpfen haben. Vom stillen Kampf gegen die Übersäuerung bis hin zum Streben nach Energie und geistiger Klarheit - wir haben die Herausforderungen gemeinsam gemeistert. Wir haben die Vorteile der basischen Ernährung erforscht, eine Fundgrube, die ein erhöhtes Energieniveau, eine verbesserte Verdauung und ein gestärktes Immunsystem umfasst. Die vorgestellten Rezepte sind nicht nur kulinarische Kreationen, sondern ein Tor zu einem lebendigen, basischen Leben.

Wir lernten die Wissenschaft hinter dem pH-Gleichgewicht, die Kunst der Zubereitung ausgewogener Mahlzeiten und die unzähligen Möglichkeiten der basischen Küche kennen. Vom Frühstück bis zum Dessert haben wir die Vielfalt nährstoffreicher Lebensmittel genossen und entdeckt, dass gesundes Essen nicht gleichbedeutend mit Monotonie sein muss. Diese Reise war ein Fest - ein Fest des Überflusses, der bewussten Ernährung unseres Körpers und des Genusses der Aromen eines natürlich basischen Lebens.

Zu Beginn dieser Reise habe ich ein Versprechen gegeben - das Versprechen, Sie zu einem Lebensstil zu führen, der Wohlbefinden, Energie und Ausgeglichenheit fördert. Ich bin stolz darauf, dass jedes Wort, jedes Rezept und jeder Ratschlag, den ich mit Ihnen teile, ein aufrichtiger Versuch ist, dieses Versprechen zu erfüllen. Es handelt sich nicht nur um eine Sammlung von Anleitungen, sondern um einen Fahrplan, der mit Sorgfalt und Rücksicht auf Ihr ganzheitliches Wohlbefinden erstellt wurde.

Die basische Ernährung ist kein flüchtiger Trend, sondern ein Bekenntnis zu einem gesünderen, lebendigeren Ich. Wenn Sie sich in diese Seiten vertieft haben, hoffe ich, dass Sie einen Wandel erlebt haben - einen Wandel hin zu einem Bewusstsein für das, was Sie konsumieren, ein Bewusstsein für die tiefgreifenden Auswirkungen, die es auf Ihren Körper, Ihren Geist und Ihre Seele hat.

Wenn es eine entscheidende Erkenntnis aus "Natürlich basisch! Alkaline Diet" mit auf den Weg geben wollen, dann lassen Sie es sich gesagt sein: Gesundheit ist eine dynamische, sich ständig weiterentwickelnde Reise, und Sie haben die Macht, sie zu gestalten. Die basische Diät ist kein starres Regelwerk, sondern ein flexibler Rahmen, der es Ihnen ermöglicht, Entscheidungen zu treffen, die mit Ihrem Wohlbefinden im Einklang stehen. Sie ist eine Einladung, Ihre Energie zurückzugewinnen, geistige Klarheit zu fördern und sich der Freude hinzugeben, Ihren Körper mit Lebensmitteln zu ernähren, die mit seinem natürlichen Gleichgewicht in Einklang stehen.

Wenn Sie dieses Buch zuklappen und in die Welt hinausgehen, tragen Sie die Essenz der Alkalinität in sich - eine Essenz, die über den Tellerrand hinausgeht und jeden Aspekt Ihres Lebens berührt. Nehmen Sie das Lebendige, das Nahrhafte und das

Revitalisierende an. Lassen Sie Ihre Reise zu einem natürlich basischen Leben zu einem Zeugnis für die transformative Kraft bewusster Entscheidungen werden.

Zum Abschied lasse ich Sie mit einem einfachen, aber tiefgründigen Gedanken zurück: Gesundheit ist ein Geschenk, und es ist ein Geschenk, das Sie sich selbst jedes Mal machen, wenn Sie eine bewusste Entscheidung treffen. Möge die Basische Ernährung weiterhin Ihr Verbündeter, Ihr Vertrauter und Ihr Führer auf dieser außergewöhnlichen Expedition zu einem natürlich basischen Leben sein. Auf Ihre Gesundheit, Ihre Vitalität und auf die schöne Reise, die vor Ihnen liegt. Bis wir uns wiedersehen, seien Sie gesund, seien Sie basisch, und genießen Sie jeden Moment Ihres lebendigen, gut genährten Lebens.

Bonus-Kapitel:
Tipps zur basischen Lebensweise und darüber hinaus

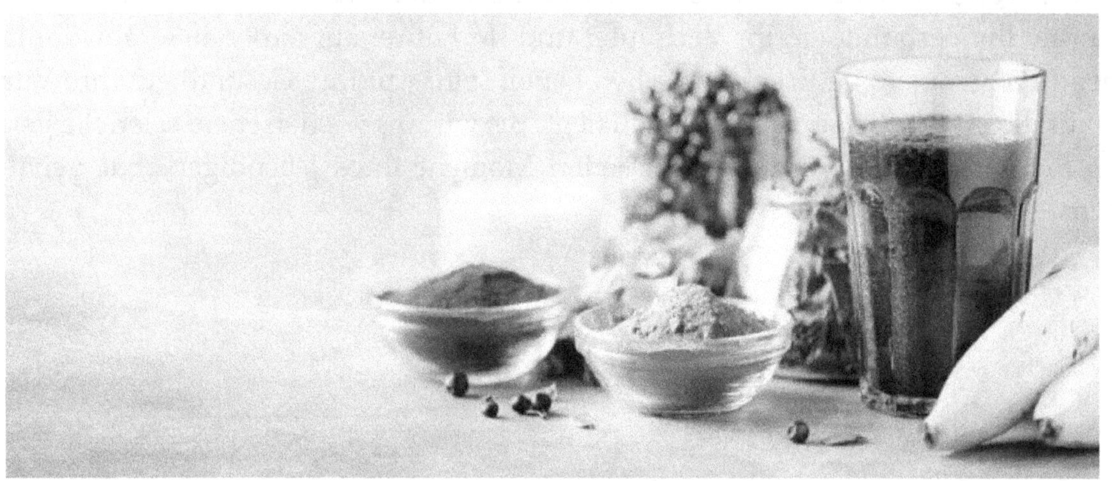

Zum Abschluss unserer kulinarischen Erkundung in "Natürlich basisch! Basische Ernährung" abschließen, ist es an der Zeit, sich in das Bonuskapitel zu vertiefen - eine Fundgrube für Tipps, Einsichten und einen Einblick in die umfassenderen Aspekte der basischen Lebensweise. Über die Rezepte hinaus dient dieses Kapitel als Kompass, der Sie zu einer tieferen Verbindung mit Ihrem Wohlbefinden führt.

1. Achtsame Essenspraktiken

Bei der basischen Ernährung geht es nicht nur um die Zutaten auf Ihrem Teller, sondern auch um den achtsamen Akt des Essens. Nehmen Sie sich einen Moment Zeit, um jeden Bissen zu genießen und die Aromen, die Beschaffenheit und die Nährstoffe Ihrer Mahlzeit zu würdigen. Sprechen Sie Ihre Sinne an, und lassen Sie jede Mahlzeit zu einem Moment der Achtsamkeit werden, der eine tiefere Verbindung mit der Nahrung, die Sie zu sich nehmen, fördert.

2. Basenfördernde Superfoods

Während das Kochbuch eine Fülle von basenfreundlichen Zutaten vorstellt, gibt es einige Superstar-Supernahrungsmittel, die besondere Erwähnung verdienen. Binden Sie Grünkohl, Spinat, Mandeln und Beeren regelmäßig in Ihre Mahlzeiten ein. Diese ernährungsphysiologischen Kraftpakete tragen nicht nur zum pH-Gleichgewicht bei, sondern liefern auch eine Vielzahl von Vitaminen, Mineralien und Antioxidantien.

3. Alkalische Getränke zur Hydratation

Flüssigkeitszufuhr ist ein Eckpfeiler des alkalischen Lebensstils. Verbessern Sie Ihr Wasser mit alkalisch angereicherten Optionen. Versuchen Sie, Ihrem Wasser Zitronen-, Gurken- und Minzscheiben hinzuzufügen, um eine erfrischende und pH-balancierende Wirkung zu erzielen. Kräutertees, insbesondere solche mit basenbildenden Kräutern wie Löwenzahn und Brennnessel, sind ebenfalls eine ausgezeichnete Wahl, um Ihre basische Reise zu ergänzen.

4. Basisches Leben jenseits der Küche

Die Prinzipien der basischen Ernährung gehen weit über den kulinarischen Bereich hinaus. Erwägen Sie, basische Praktiken in andere Aspekte Ihres Lebens zu integrieren. Bewegen Sie sich regelmäßig, probieren Sie stressreduzierende Aktivitäten wie Meditation oder Yoga aus und sorgen Sie für einen ausreichenden, erholsamen Schlaf. Ein ganzheitlicher Ansatz für Ihr Wohlbefinden umfasst nicht nur, was Sie essen, sondern auch, wie Sie Ihren Körper, Ihren Geist und Ihre Seele nähren.

5. Entgiftungsrituale

Die basische Ernährung unterstützt zwar von Natur aus die Entgiftung, doch sollten Sie spezielle Rituale einführen, um diesen Prozess zu unterstützen. Regelmäßige Saftreinigungen, Saunagänge und Trockenbürsten sind Beispiele für Praktiken, die die natürlichen Entgiftungsmechanismen des Körpers unterstützen. Passen Sie diese Rituale an Ihre Vorlieben und Ihren Lebensstil an, um eine sanfte, aber effektive Entgiftungserfahrung zu ermöglichen.

6. Basische Diät zur Gewichtskontrolle

Einer der Nebeneffekte der basischen Ernährung ist ihr positiver Einfluss auf das Gewichtsmanagement. Indem Sie sich auf nährstoffreiche, basenbildende Lebensmittel konzentrieren, tendieren Sie ganz natürlich zu einer Ernährung, die ein gesundes Gewicht unterstützt. Kombinieren Sie dies mit regelmäßiger körperlicher Aktivität, und Sie haben einen ganzheitlichen Ansatz, um Ihr Wunschgewicht zu erreichen und zu halten.

7. Personalisierung der basischen Ernährung

Das Kochbuch bietet zwar eine Fülle von Rezepten, aber das Schöne an der basischen Ernährung ist ihre Anpassungsfähigkeit. Fühlen Sie sich frei, die Rezepte auf der Grundlage Ihrer Geschmacksvorlieben und Ernährungsbedürfnisse zu personalisieren. Tauschen Sie Zutaten aus, experimentieren Sie mit Geschmacksrichtungen und machen Sie die Diät zu Ihrer ganz persönlichen. Diese Flexibilität sorgt dafür, dass sich die Basische Diät nahtlos in Ihren Lebensstil einfügt.

8. Basische Errungenschaften feiern

Wenn Sie sich auf Ihre basische Reise begeben, sollten Sie die Meilensteine feiern - ganz gleich, wie klein sie sind. Ob Sie nun konsequent basische Mahlzeiten in Ihre Woche einbauen oder ein neues Lieblingsrezept entdecken, nehmen Sie sich einen Moment Zeit, um Ihre Bemühungen anzuerkennen und zu würdigen. Positive Bestärkung trägt zur Nachhaltigkeit jeder Lebensstiländerung bei.

9. Den basischen Lebensstil teilen

Die Freude an der basischen Lebensweise wird noch verstärkt, wenn man sie mit anderen teilt. Veranstalten Sie eine alkalische Dinnerparty, stellen Sie Freunden und Familie Ihre Lieblingsrezepte vor und schaffen Sie eine unterstützende Gemeinschaft rund um Ihre Wohlfühlreise. Wenn Sie den basischen Lebensstil mit anderen teilen, können Sie die Menschen in Ihrer Umgebung dazu inspirieren, der Gesundheit Priorität einzuräumen und bewusste Ernährungsentscheidungen zu treffen.

10. Reflektieren Sie über Ihre basische Reise

Während Sie sich in der Welt der Alkalinität bewegen, sollten Sie regelmäßig über Ihre Reise nachdenken. Beurteilen Sie, wie sich Ihr Körper anfühlt, beobachten Sie Veränderungen im Energielevel und notieren Sie alle Verbesserungen bei der Verdauung oder dem allgemeinen Wohlbefinden. Diese reflektierende Praxis hält Sie nicht nur auf die Vorteile der basischen Ernährung eingestimmt, sondern fördert auch eine tiefere Verbindung mit Ihrem Körper.

Abschließend ist dieses Bonuskapitel eine Einladung, über die Küche hinauszugehen und die basische Ernährung als ganzheitlichen Lebensstil anzunehmen. Von achtsamen Essgewohnheiten bis hin zur persönlichen Gestaltung der Ernährung und dem Feiern von Erfolgen bieten die Tipps für den basischen Lebensstil einen umfassenden Leitfaden für die Integration der Basizität in verschiedene Bereiche Ihres Lebens. Möge dieses Bonuskapitel Ihnen auf Ihrem Weg zu ganzheitlicher Gesundheit und Vitalität als Quelle der Inspiration und Ermutigung dienen.